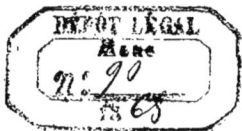

UN MOT

SUR

LA FEMME-MÈRE

SUR

LA MANIÈRE D'ÉLEVER LES ENFANTS

OU

MILLE ET UN CONSEILS

A L'USAGE

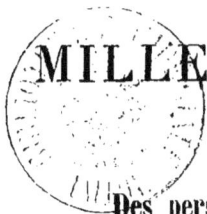

Des personnes qui ont des enfants à diriger.

PAR DENEUVILLE,

Auteur-Editeur du Trésor des Familles.

———— ✦ ————

LAON

IMPRIMERIE ÉDOUARD HOUSSAYE, RUE SAINT-JEAN, 39.

—

1868.

UN MOT

SUR

LA FEMME-MÈRE

SUR

LA MANIÈRE D'ÉLEVER LES ENFANTS

OU

MILLE ET UN CONSEILS

A L'USAGE

DES PERSONNES QUI ONT DES ENFANTS A DIRIGER.

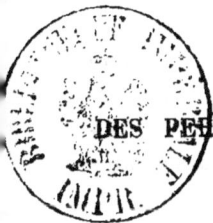

————◦⟨≡⟩◦————

> De l'éducation physique, morale et intel-
> lectuelle de l'enfance, dépendent certaine-
> ment la bonne ou mauvaise santé, les bons
> ou mauvais penchants, le bien ou le mal de
> la vie.

La femme a une si grande et si sainte mission à remplir ici-bas, surtout lorsqu'elle est mère, que tous ses efforts doivent tendre continuellement à se rendre digne de la tâche que Dieu lui a imposée en lui
confiant ses anges. Mais, comment y parviendra-t-elle si, comme il
arrive le plus généralement, elle n'y a pas été sérieusement préparée
par les personnes qui ont été chargées de son éducation ? Nous allons
chercher à lui venir en aide par nos conseils ; car nous croyons, que
dans notre siècle de civilisation et d'incessants progrès, il est temps et
indispensable d'ajouter au programme de l'instruction et de l'éducation, la science de devenir tout-à-fait et véritablement mère.

Soins. — Les soins d'une mère pour son enfant doivent commencer
tout aussitôt qu'elle perçoit son existence. De même que le jardinier

prépare, échauffe et arrose la terre qui doit féconder les petits grains reproducteurs que sa main y a déposés, la femme doit prendre soin du produit qui se développe en elle ; car elle en tirera profit la première en s'assurant une santé meilleure, et en même temps, une délivrance heureuse ainsi qu'un enfant en bonne santé et bien conformé.

Grossesse. — La femme, en état de grossesse, doit savoir que du bon état de sa santé dépend nécessairement le bon état, le développement de l'être qui puise en elle les éléments de sa vie propre ; et que, par conséquent, elle doit faire tout ce qui dépend d'elle pour arriver à une heureuse solution. Elle ne doit donc rien faire qui puisse apporter obstacle au libre, au facile développement de l'enfant. Aussi s'empressera-t-elle de supprimer le corset à baleines dont elle se sera servie jusqu'ici, et le remplacera-t-elle par un corset élastique, tout-à-fait approprié à la circonstance; et qui, loin de nuire, soutiendra ce qui doit être soutenu... Mais, diront certaines personnes, nous connaissons des femmes qui ont conservé leur corset jusqu'au moment même de l'accouchement, et elles n'en ont pas moins mis au monde des enfants fort beaux et parfaitement conformés... Sans doute, cela est vrai; mais ne peut-on pas tomber aussi d'un premier étage sans se blesser ?... Est-ce à dire pour cela que l'on ne puisse se tuer en tombant même de moins haut ?... Est-ce que le lien dont on entoure parfois un végétal ne finit pas par s'imprimer profondément dans l'écorce de ce dernier d'abord, dans le ligneux ensuite, de manière à gêner la circulation de la sève. Pourquoi donc la compression journalière, exercée par un busc, par les baleines d'un corset, ne serait-elle pas la cause puissante de plus d'une de ces difformités avec lesquelles naissent malheureusement trop d'enfants ? D'ailleurs, cette compression du corset à baleines sur le mamelon du sein rend l'allaitement, sinon impossible, du moins difficile, et prédispose cet organe si délicat à des engorgements, à des inflammations, à des abcès dont la présence vient, plus tard, tarir la source précieuse dans laquelle l'enfant puisait les éléments de sa nouvelle vie, et transforme ainsi cette source en un poison mortel.

Mamelons. — Afin de préparer convenablement le petit organe dont nous venons de parler, et que doit saisir la bouche de l'enfant, la mère doit, pendant le dernier mois de la gestation, matin et soir, enduire d'un peu de sa salive les deux mamelons avec les doigts en exerçant sur eux de douces pressions et de légères tractions.

Sobriété. — Pendant la grossesse surtout, la sobriété est un principe que l'on n'enfreint jamais impunément. Aussi, la femme enceinte se gardera-t-elle bien de manger pour deux, comme nous l'avons vu faire plusieurs fois.

La nourriture doit être saine et ne point consister en aliments tirés exclusivement du règne animal. Point de boissons trop généreuses, trop alcooliques ; point de liqueurs fortes ; point de café noir, surtout s'il doit être pris ou trop souvent ou trop fort ou en trop grande quantité.

Aliments. — La femme d'une constitution forte doit adopter, de préférence, les aliments doux, légers, composés principalement de substances végétales et de viandes provenant de jeunes animaux ; car, les viandes fortes, le vin pur lui feraient beaucoup de mal en augmentant encore la fibrine de son sang qu'elle a déjà en trop grande quantité. Au contraire, la femme d'une constitution faible devra adopter un régime alimentaire plus substantiel, son sang peu riche se trouvant bien des viandes fortes, des viandes rôties et de vin vieux pur. Elle peut également faire usage de poissons, d'œufs et de beaucoup d'autres substances alimentaires, mais seulement de temps à autre.

Exercices. — Dans l'état intéressant dont nous nous occupons, la femme devra éviter les exercices violents, ceux à l'âne ou en carriole, par exemple, les impressions vives, les veillées prolongées à l'excès, et surtout le plaisir des sens. On comprend parfaitement de quel plaisir nous voulons parler ici. L'exercice devra toujours être doux et modéré. L'exercice à pied est le plus salutaire, surtout en été, avant que le soleil ait toute sa force, et le soir, après son coucher. En hiver, le milieu du jour devra être l'heure de la promenade.

Lits. — Vêtements. — Les lits de plume seront évités, car ils provoquent des sueurs affaiblissantes ; mais les vêtements seront suffisants, lâches surtout ; autrement ils empêcheraient les seins de se développer et augmenteraient les douleurs qui se font sentir. Si le ventre est énorme, il faut le soutenir à l'aide d'une ceinture élastique ou d'une serviette. Enfin les jarretières seront mises de côté afin d'éviter les varices, le gonflement des pieds et des jambes.

Lorsque la grossesse est avancée, la femme éprouve dans les aînes, dans les reins, les jambes, des douleurs que les bains tièdes ont la vertu de calmer. Souvent aussi la peau du ventre et des jambes est tellement tendue qu'elle se fendille. Dans ce cas, il faut l'enduire d'huile d'olive ; et, on évitera ainsi les cicatrices qui déforment la peau après l'accouchement.

Saignée. — Il y a quelque quinze ans, toute femme enceinte devait invariablement passer par la lancette de la sage-femme. C'était un abus. Les grands maux de tête, les troubles de la vue, les éblouissements, les bourdonnements d'oreilles, les plénitudes, la dureté du pouls, l'excès de santé indiquent sans doute la déplétion sanguine ; mais le médecin seul, et non la sage-femme, doit être le juge de l'opportunité de la saignée. Au médecin donc la consultation. On devra également éviter la constipation ; et, s'il arrive qu'on en soit gêné, on aura recours aux aliments relâchants, tels que la poirée, les épinards, la laitue, les potages à la farine de maïs, le café de glands doux, les viandes des jeunes animaux, le veau, par exemple, les cerises cuites, les pruneaux cuits et apprêtés au miel ; enfin les lavements s'il est nécessaire.

Accouchement. — C'est entre le 270e et le 280e jour de la grossesse que l'accouchement a lieu ; les personnes qui entourent une femme en couches ne doivent pas la fatiguer par leur bavardage, leurs mouvements ou leur curiosité, ou enfin par l'émotion qu'elles ressentent et qu'elles laissent percer trop souvent. Nous dirons également à celles qui regardent le vin sucré comme un remède à tous les maux, et veulent toujours en donner à l'accouchée, qu'elles doivent être éloignées ainsi que toutes les personnes inutiles. Car un cri, une réception, une indiscrétion, une visite même, peuvent déterminer des convulsions ou d'autres maladies nerveuses chez l'accouchée. On voit encore, dans les campagnes surtout, des femmes qui se lèvent le lendemain de leurs couches pour vaquer à leurs occupations habituelles sous prétexte qu'elles se sentent assez fortes. Elles y mettent même parfois une sorte d'honneur. Rien n'est pourtant plus imprudent puisqu'il en résulte presque toujours des maladies graves.

Premiers soins. — Dès que les douloureuses étreintes du part ont cessé, on doit pratiquer la section et la ligature du lien d'attache ; puis, s'empresser de nettoyer l'enfant de la tête aux pieds, à l'aide d'une éponge douce imbibée d'eau tiède et non d'eau froide additionnée de vin, d'eau-de-vie ou d'eau de Cologne. Ensuite, on place le cordon dans un petit linge que l'on soutient avec une bande circulaire, on coiffe le nouveau-né d'un beguin de toile et d'un bonnet; puis, on lui passe sa chemise, sa brassière, et on l'entoure enfin de ses couches et de ses langes. Le cordon tombe ordinairement du quatrième au sixième jour. Si l'enfant crie beaucoup, il faut lui replacer chaque jour la bande abdominale pendant cinq à six semaines, afin d'éviter le gonflement herniaire de l'ombilic.

Quand la peau de l'enfant se trouve recouverte d'une matière collante, caséeuse, sébacée que l'eau tiède ne peut dissoudre, on étend, avec les doigts, sur les parties les plus chargées de cette matière, soit du jaune d'œuf, soit de l'huile d'amandes douces, soit du beurre frais ou un corps gras quelconque non rance ; alors, l'espèce de vernis qu'il s'agit d'enlever se rendra immédiatement miscible à l'eau tiède.

Si, dès sa naissance, l'enfant pousse des cris aigus, il est plein de vie. On est donc certain que tout s'est produit à souhait ; mais si aucun vagissement ne s'échappe de sa poitrine, de ses lèvres immobiles et qu'il ne respire pas, c'est qu'il est asphyxié ou qu'il se trouve sous le coup d'une congestion au cerveau. Dans le premier cas, il est pâle, flasque et sans mouvement. Alors on s'empressera, avec l'extrémité des doigts, de débarrasser le fond de sa gorge des mucosités qui peuvent s'y être accumulées ; de lui insuffler de l'air bouche à bouche, après lui avoir fermé les narines avec les doigts, et après avoir chatouillé ces dernières avec les barbes d'une plume. On aura également soin de lui frictionner la région du cœur avec quelque liqueur spiritueuse ; d'exercer de légères et alternatives pressions avec les deux mains placées, l'une sur la poitrine, l'autre sur le haut du ventre, et de manière à simuler le mouvement respiratoire, tel qu'il se manifeste lorsque le jeu des poumons s'effectue naturellement ; de tirailler de temps en temps sur le cordon ombilical, afin de provoquer l'établissement de la respiration. Dans le second cas, la face est gonflée, livide ; les lèvres sont renversées, les paupières tuméfiées, les yeux saillants et une teinte violacée se répand plus ou moins sur les diverses parties du corps. Alors, il faut se hâter de faire prendre à l'enfant une petite quantité de sang par le cordon ombilical, qu'on n'a pas encore lié ; et, si la respiration ne s'établit pas immédiatement, on aura recours, sans délai, aux moyens que nous avons indiqués pour le premier cas. Nous avons cru devoir appeler l'attention du lecteur sur ces deux points, afin qu'il puisse remplacer, en cas d'absence, la personne qui doit présider à l'accouchement.

Dans les campagnes, encore de nos jours, on entoure, on comprime, on sangle les nouveaux-nés à l'aide d'une bande de linge ou de drap. Rien n'est plus nuisible à l'enfant, auquel on rend ainsi tout mouvement impossible. On se gardera donc bien à l'avenir de le serrer encore ; de lui pincer le nez, si court qu'il puisse paraître, de lui pétrir la tête, pour lui donner une forme convenable ; enfin, de le gorger d'eau vineuse, sous prétexte de le débarrasser de glaires ou de plegmes tout-à-fait imaginaires.

Berceau. — Dès que le nouveau-né est enveloppé de ses langes, de manière à être garanti du froid, et qu'on lui a fait prendre deux ou trois cuillerées à café d'eau sucrée, on le place, non à côté de sa mère, à cause des émanations puerpérales qui s'échappent de son lit, mais dans un berceau de fer, garni de matelas faits de crin, de zostère, de balle d'avoine ou de fougère ; de plumes, jamais, à cause de la chaleur qu'elles concentrent et qui occasionne les affections nerveuses, les maladies de reins, etc. Un petit carré de toile rempli de duvet de roseau à tête cylindrique protégera contre les urines le matelas ; et, un autre petit carré de toile rempli de crin ou de paille deviendra l'oreiller constant du jeune enfant. On aura également soin d'éviter les coiffures épaisses, afin de préserver l'enfant des congestions, des éruptions dégoûtantes de la peau chevelue (*gourme*, *teigne*), et enfin d'une foule d'autres maladies du cerveau.

Le berceau doit, autant que possible, être placé dans un appartement situé au levant ou au midi, jamais au couchant ni au nord. L'air y sera renouvelé chaque jour en été, et en hiver une chaleur de 15 à 18 degrés y sera entretenue. Cependant, cette chaleur pourra être élevée à 20 degrés pour les enfants faibles. Il est bien entendu que cette température ne sera jamais plus élevée et qu'on se gardera bien d'imiter ceux qui font rougir le poêle de fonte, lequel cause, même aux adultes, des malaises et des maux de tête. Ce berceau ne sera pas non plus placé contre un mur, et il sera garni d'un rideau de gaze pour protéger l'enfant contre l'intensité trop grande de la lumière et des mouches. Sa tête sera tournée vis-à-vis ou tout à l'opposite d'une fenêtre. Jamais sur le côté, afin d'éviter le strabisme, la loucherie.

Le nouveau-né, placé dans son berceau, sera couché tantôt sur le côté gauche, tantôt sur le côté droit, et même sur le dos, position où les mouvements respiratoires s'opèrent facilement. Passé le premier mois, on habituera l'enfant à dormir sur le côté droit ; car, dans cette position, le sommeil est plus calme, plus parfait, et les digestions s'opèrent mieux.

Bercement. — Un jeune enfant dort mal, il crie, et ses cris déchirent le cœur de sa mère ; aussitôt, elle imprime au berceau un doux balancement, un balancement monotone qui le rendort ; mais, peu après, l'enfant crie de nouveau et finit par ne plus dormir sans bercement. Alors, on le berce plus fort et plus longtemps et on finit par se trouver forcé à passer une grande partie du jour et de la nuit à un exercice très-pénible ; tandis que, si l'enfant crie sans avoir faim, sans être mouillé, sans être gêné par quoi que ce soit et sans être blessé ni malade, il faut tout d'abord le laisser crier et savoir résister à ses cris ; bientôt, il finira par s'endormir et ne plus crier. D'ailleurs ces cris, lorsqu'ils ne sont pas trop prolongés, loin d'être nuisibles, sont très-utiles, puisqu'ils facilitent le développement des poumons et de la cage osseuse qui les renferme. Qu'on n'oublie pas que le bercement conges-tionne le cerveau, détermine des vomissements et que bien des per-sonnes, qui s'y endorment, vomissent quand elles voyagent en voiture. Qu'on se garde donc bien de bercer l'enfant ou de lui donner un narcotique ou une décoction de têtes de pavots pour le faire dormir. Mais qu'on consulte le médecin s'il crie outre mesure.

Baptême. — On a généralement la bonne habitude de faire baptiser les enfants le lendemain ou le jour même de leur naissance ; mais on se trouve quelquefois obligé de les transporter à d'assez grandes dis-tances pour arriver à l'église, où cet acte religieux doit être célébré. C'est surtout dans les saisons froides et pluvieuses que cela peut avoir des conséquences graves et fâcheuses pour les nouveaux-nés. En effet, croit-on qu'un enfant qui, depuis sa conception jusqu'à sa naissance, a vécu dans une température douce, donnant 37 degrés centigrades, puisse impunément être soumis sans inconvénient à une température de 10 à 15 degrés au-dessous de zéro, c'est-à-dire à un froid glacial. Croit-on, disons-nous, que ce passage subit, du chaud au froid, ne doive pas être bien funeste à la frêle créature dont l'existence est encore si fragile. Assurément non ; ces pauvres petites créatures, ainsi brusque-ment exposées au froid, à la pluie, au vent et à tous les caprices de la température, prennent presque toujours dans le trajet de la maison paternelle à l'église ou à la mairie, quand l'usage a prévalu de les re-présenter pour constater leur naissance, le germe de maladies qui ne tardent pas à les emporter. Et, cela est si vrai, que l'on a constaté que l'été, où la température est plus clémente qu'en hiver, la mortalité des nouveaux-nés est beaucoup moins considérable que pendant la saison rigoureuse. Le danger n'est guère moins grand quand, au lieu d'eau tiède mêlée à l'eau baptismale, qu'on devrait constamment employer pendant les froids, on se sert pour le baptême d'eau presque glacée pour arroser avec profusion la tête de l'enfant. Est-il donc indispen-sable que l'eau ruisselle de la sorte sur nos fronts naissants? Le con-tact d'une très-petite quantité d'eau ne suffirait-il point pour nous rendre chrétiens ? D'un autre côté, ne serait-ce pas un acte d'humanité et de philanthropie que de déléguer un médecin, par exemple, pour cons-tater les naissances à domicile, comme cela a lieu, du reste, déjà dans un grand nombre de villes. Car, on doit comprendre que le nouveau-né doit être d'autant plus impressionné de ces ablutions froides ou de la température humide ou glacée qu'il respire à l'air libre, qu'à cette époque de la vie le cerveau, vis-à-vis des fontanelles, n'est protégé que par une membrane très-délicate, le crâne n'étant point encore ossifié en ces endroits. Il suffira d'ailleurs de réfléchir un instant sur les nombreux dangers que nous courons nous-mêmes lorsque nous passons trop brusquement du chaud au froid, pour être bientôt convaincu de ceux que nous faisons courir à ces jeunes êtres ; des médecins célèbres attribuent à des ablutions froides sur la tête des nouveaux-nés et au passage trop subit d'une température chaude à une température froide, humide ou glacée, la mortalité plus grande en hiver qu'en toute autre saison ; et ils rapportent plusieurs observations d'enfants qu'ils ont vus périr par ces faits. Ces pratiques, du reste, si elles n'ont pas toujours déterminé immédiatement des accidents, ont été fort souvent le germe de maladies graves qui se sont développées plus tard ; et si, comme cela a été maintes fois observé, des nouveaux-nés se sont enrhumés, ont été pris de coryzas violents, d'inflammations de paupières, parfois très-intenses, etc., etc., c'est qu'on a négligé d'observer ces considérations. D'ailleurs, la charité, comme l'humanité et la religion nous recommandent l'observation de ces précautions. Nous pensons qu'il serait très-prudent, dans les saisons froides, d'ondoyer les enfants qui se trouvent éloignés de l'église, et de remettre à une époque plus opportune le complément de la cérémonie du baptême.

Quelque chose encore que nous ne devons pas passer sous silence, et qui peut devenir très nuisible aux nouveaux-nés, sont les coups de fusil de réjouissance qui les accompagnent quand ils naissent ou quand on les porte au baptême, coups que l'on se plait, surtout dans certaines campagnes, à tirer tout près de l'enfant. On cite des cas de surdité que l'on rattache à cette cause. D'ailleurs, on sait combien on se trouve assourdi lorsqu'une forte explosion s'opère non loin de soi ; eh bien, que ne doit point éprouver le jeune enfant dont l'organe de l'ouïe, encore si faible, est presque veuf de toute espèce de bruit ? Parons donc à cet inconvénient et à celui que présentent encore les cris aigus d'une foule de gamins qui se plaisent à suivre l'enfant à baptiser, depuis la maison paternelle jusqu'à l'église et réciproquement. Et disons, en terminant, que les deux ou trois grains de sel placés par le pasteur sur la langue de l'enfant ne peuvent amener aucun inconvénient.

Alimentation du nouveau-né. — Aussitôt la naissance de l'enfant, il se présente pour la mère un devoir dont l'accomplissement est soumis à de graves considérations : c'est celui d'offrir son lait à son enfant. Si elle jouit d'une bonne santé, elle ne doit pas, n'importe dans quelle position sociale où elle se trouve, abandonner à une étrangère cette mission sacrée de la maternité ; et elle doit renoncer aux veilles prolongées, aux distractions, aux séductions de la société et se consacrer presque exclusivement à la retraite et à la surveillance du berceau. Qu'elle n'oublie jamais qu'il n'existe pas une autre femme qui puisse la suppléer auprès de son enfant. Dans le cas où elle éprouverait des craintes pour sa santé, elle devra recourir aux conseils d'un médecin éclairé ; et, si ce dernier ne lui conseille pas de nourrir son enfant, elle se fera remplacer par une nourrice accouchée depuis cinq à six mois, d'une forte constitution, dans la force, de l'âge de 20 à 30 ans, pourvue de bon lait, à mamelles moyennes plutôt que grosses, demi-sphériques plutôt qu'aplâties et dont le mamelon sera bien pris, sans être trop petit, ni trop gros, ni trop court, ni trop volumineux.

Peu importe que la nourrice soit brune ou blonde, pourvu qu'elle ait le caractère gai, doux, patient et ferme et qu'elle ne se trouve pas dans la nécessité de se livrer au rude labeur des champs ; qu'elle ne quitte jamais sa demeure ; qu'elle cesse d'allaiter son enfant en recevant le nourrisson ; que son alimentation soit abondante, réparatrice, et que, par dessus tout, sa demeure soit spacieuse, bien aérée , bien éclairée, exempte d'humidité comme de toute autre cause d'insalubrité.

La prudence prescrit de s'enquérir scrupuleusement de tout ce que nous venons de dire, puisqu'il est reconnu qu'avec le lait d'une femme on suce ses qualités bonnes ou mauvaises. Ne voit-on pas, en effet, des enfants devenir méchants, acariâtres, sans cœur, sans humanité pour avoir puisé ces horribles défauts dans le lait dont ils ont été nourris. On fera bien également, quand on le pourra, de conserver la nourrice et l'enfant près de soi ; si cela est impossible, on le fera au moins pour quelques jours afin de s'assurer si la nourrice est propre à remplir la mission qu'on veut lui confier. Plus tard, on se rendra plusieurs fois chez elle, à l'improviste, pour la surprendre dans le laisser-aller de son intérieur.

Le nouveau-né, ayant reçu les premiers soins, sommeille dans son berceau, mais le voilà qui remue, s'éveille et annonce par ses vagissements qu'il a faim. C'est le moment de lui donner le sein. On ne doit pas, comme le disent beaucoup de gens, attendre que le lait soit monté ; car, il est bon de savoir que le premier lait est une liqueur façonnée exprès pour l'accomplissement d'une fonction très-importante (*expulsion d'une matière poisseuse et verdâtre qui constitue les premières selles du nouveau-né*). La première allactation terminée, on remet l'enfant dans son berceau.

Le sein ne doit pas être donné chaque fois que l'enfant pleure , mais seulement toutes les deux heures, à moins pourtant que des circonstances l'exigent. Mais il faut toujours que le nouveau-né soit réveillé. Il n'en saurait être de même la nuit, qui est faite pour le sommeil et pendant laquelle chacun doit réparer, en dormant, tous les genres de fatigues et de pertes essuyés dans le jour. Personne ne peut transgresser impunément cette grande loi. On ne devra donc donner à têter que deux fois seulement dans le cours de la nuit : la première, vers les onze heures du soir, et la seconde, vers les quatre ou cinq heures du matin. Cependant, bien des enfants s'accommoderaient mal d'un intervalle aussi long, surtout dans les cinq ou six premières semaines de la naissance ; alors on devra leur donner un peu de lait de vache coupé afin de ne pas porter atteinte à leur santé et à celle de la nourrice. Mais, passé six semaines, l'enfant étant devenu plus fort, têtant avec plus d'avidité et absorbant une plus grande quantité de lait qui devient de plus en plus nutritif, pourra se contenter des deux allactations que nous avons prescrites pour la nuit, et de têter toutes les trois heures pendant le jour.

Comme souvent on a vu des enfants éprouver des convulsions après un accès de colère de la nourrice, ou après avoir têté une mamelle couverte de sueur, il sera prudent de ne pas donner à têter aussitôt après une émotion quelconque, ou après un notable ébranlement nerveux ; cet ébranlement serait-il même de ceux que la nature permet en temps ordinaire, mais dont l'état de nourrice impose absolument de ne point abuser.

D'une bonne digestion, dépend une bonne réparation des pertes que l'on essuie ; il importe donc, au plus haut point, de ne rien faire qui soit susceptible de troubler cette fonction. S'il arrive, ce qui est rare, que la périodicité mensuelle se réveille chez la nourrice et que, peu après, l'enfant devienne triste, inquiet, souffrant ; qu'il ait des renvois, qu'il éprouve des coliques et que la diarrhée survienne, on devra immédiatement cesser l'allaitement et ne donner que du lait de vache étendu d'autant plus d'eau que l'enfant est plus jeune. La décoction d'orge perlé, de riz, de gruau ne devra être employée que dans le cas où l'eau dont on se sert serait lourde, crue, terreuse et dans laquelle le savon se caillotte. On fera bouillir dans un litre de cette eau une cuillerée seulement de ces graminées. Mais si l'eau est légère, limpide, potable, dissolvant facilement le savon et cuisant parfaitement les légumes, on coupera le lait avec cette eau passée au filtre.

On voit par ce qui précède, combien il est nécessaire que la femme qui allaite soit attentive à l'exécution d'une foule de choses hygiéniques qui, bien que petites en apparence, n'en sont pas moins d'une immense importance.

Nous avons dit que le sein doit être offert au nouveau-né quelques heures après sa naissance ; mais s'il arrivait que l'enfant ne prenne pas le mamelon qui lui est présenté, c'est qu'il serait fatigué par suite d'un long et pénible travail, ou qu'il aurait le filet. Dans le premier cas, que la mère se console ; car, l'enfant étant un peu reposé, ne tardera pas à témoigner son désir de téter. Dans le second cas, il faut lui couper le filet, et c'est là l'affaire du médecin. Nous ferons remarquer en passant qu'un enfant n'a pas le filet dès qu'il peut amener la langue jusque sur ses lèvres.

Nourriture de la nourrice. — Ce n'est certainement pas ce que l'on mange qui nourrit, mais bien ce que l'on digère. Tout le secret d'une bonne production de lait se trouve là. Quoiqu'il n'y ait pas de substances alimentaires qui, à proprement parler, soient susceptibles d'augmenter ou de diminuer la sécrétion du lait, la nourrice faisant nécessairement des pertes plus grandes par suite de la lactation que dans toute autre circonstance de la vie, sa nourriture ne doit pas être exiguë ni trop sèche. Aussi se trouvera-t-elle bien d'une alimentation mixte, composée de viandes bouillies et rôties, de légumes, de poissons frais, d'œufs, de lait, etc., etc. Ces aliments, toujours arrosés d'une quantité de boisson suffisamment grande, telle que la bière, le cidre et l'eau rougie. Le chocolat léger, une bonne soupe maigre ou grasse bien fournie de pain sont d'excellents aliments pour une nourrice. Bien que cette dernière puisse user de tout à la condition de n'abuser de rien, elle devra cependant s'abstenir d'ognons, d'échalottes, d'ail, de substances fumées, d'alcool, de café noir, etc., ainsi que de tout acide. Si elle mange de la salade, elle devra la vinaigrer fort peu.

La nourrice, et principalement la nourrice sur lieu, qui souvent est de la campagne, où son genre de vie est sobre, parfois même plus que restreint, passe ordinairement et d'un seul bond, à un régime très substantiel, très excitant même. Ce passage subit d'une alimentation frugale à une alimentation différente, l'espèce de stagnation dans laquelle elle est tenue, cette vie de salon qui l'éloigne de sa vie en plein air pur qu'elle respirait aux champs ; tout cela la dérange, l'échauffe et peut lui être nuisible ainsi qu'au nourrisson. Il faut donc, dans les premiers temps de son arrivée, lui laisser son genre de vie autant que possible.

Il arrive assez fréquemment que l'allaitement s'est opéré au mieux pendant quelque temps, mais que tout à coup des crevasses profondes viennent entraver la fonction, il faut de suite cesser l'allaitement par le côté malade et s'empresser de voir le médecin. Si les deux seins sont malades à la fois, on suspendra l'allaitement et on confiera provisoirement l'enfant à une nourrice jusqu'à ce que les seins soient guéris.

Nourriture de l'enfant. — Le jeune enfant se développe, croît chaque jour, touche à son troisième mois et le lait de la mère ne suffit bientôt plus. Dans ce cas, il faut bien se garder d'agir, comme le font la plupart des mères, en donnant à l'enfant une nourriture trop substantielle, des aliments réfractaires qui, s'ils n'amènent pas la mort, font naître les scrofules, le ramollissement, l'incurvation des os, le rachitisme, ou tout au moins les gourmes, les affections croûteuses, dégoûtantes qui tant tourmentent l'enfant et la mère. C'est encore par du lait qu'il faut suppléer au lait qui fait défaut. Les aliments plus forts ne doivent intervenir que quand l'enfant est lui-même devenu plus fort, et que ses organes digestifs sont habitués au lait étranger par lequel il est indispensable de commencer.

Quand, au lait maternel, est ajouté un lait étranger, le lait |de vache par exemple, les selles de l'enfant deviennent souvent plus ou moins verdâtres et contiennent des grumeaux blancs en assez grande quantité. Alors il faut se procurer du lait plus jeune, l'additionner d'un peu d'eau ; et si cet état de selles continue, on ajoute au lait 125 grammes, par exemple, de magnésie ou de bicarbonate de soude, ou bien encore deux pastilles de Vichy. On évitera ainsi des diarrhées qui pourraient avoir des effets très funestes sur la santé de l'enfant.

Lorsque l'enfant est fort, qu'il digère parfaitement le lait étranger et qu'il exprime par ses regards, par ses gestes, qu'il désire faire comme sa mère quand il la voit manger, on peut ajouter à son lait les fécules, les farines, les pâtes ou les diverses substances généralement usitées ; mais on ne lui donnera jamais la soupe que mange la famille. Pour commencer, on se contentera de lui donner une seule fois par jour, au matin, cinq à six cuillerées, pas davantage, d'une bouillie bien cuite, préparée avec du lait, de la fécule de pommes de terre, ou d'une des autres fécules dépourvues de gluten, tel que le tapioca, etc., et l'on en étudiera les effets. Après une semaine de cet emploi, on en donnera une nouvelle ration le soir ; une semaine encore après, on lui en donnera à midi ; et si l'enfant devient tout de suite relâché, on substituera la fleur de riz à la fécule employée. On passera quelque temps après à

la bouillie faite avec la farine de froment séchée au four, à la panade,
à la biscotte, à la semoule, au vermicelle, en ayant soin d'alterner ces
fécules, ces pâtes, ces divers aliments qu'on peut encore remplacer par
de la crême de pain préparée avec de la mie de pain bouillie pendant
une heure dans une quantité d'eau suffisante, et passée avec expres-
sion à travers un linge. Cette espèce de gelée, qui se conserve pendant
plusieurs jours, dans les temps froids, est ajoutée au lait et plus tard
au bouillon gras. La mie de pain de ménage est bien meilleure que
celle du plus beau pain blanc.

Il n'est pas douteux qu'il faut abandonner la mauvaise habitude
qu'ont encore un grand nombre de nourrices de mettre, au préalable,
dans leur bouche, et cela, disent-elles, dans les vues d'en constater la
chaleur, la cuillerée de bouillie ou de soupe qu'elles vont donner à
l'enfant. Non-seulement cette coutume est inutile quand la bouche de
la mère est saine, que son haleine est douce, que ses dents sont intactes; mais elle peut être très nuisible à l'enfant dans le cas contraire.
On a vu certaines maladies terribles s'inoculer par cette voie.

La bouillie peut être salée ou sucrée, nous la préférons sucrée ; elle
se rapproche bien plus de la saveur du lait. Le sucre n'échauffe pas
comme on le prétend, mais il réchauffe, et, s'il ne faut pas en abuser,
il est reconnu qu'un petit excès de sucre est moins préjudiciable dans
les saisons froides que dans les fortes chaleurs.

Pousse des dents. — A mesure que l'enfant se développe, il faut
augmenter peu à peu la quantité de sa nourriture. On peut même,
entre ses repas, lui donner à peu près à son gré une croûte de pain
qu'il s'amusera à sucer, et dont il n'avalera que les parcelles qu'aura
ramollies sa salive.

La pousse des dents ne commence en général que du quatrième au
sixième et souvent même au huitième mois. La croûte de pain dont
nous venons de parler, par la douce pression dont elle est l'objet de la
part des gencives, ne peut que venir en aide à cette pousse. C'est là,
et nous ne saurions trop le dire, le meilleur des hochets qu'on ait pu
inventer pour l'homme-enfant. Celui-là du moins est profitable, il ne
fait aucun mal et ne devient jamais un leurre bien pénible.

L'éruption des dents s'active, se favorise par une hygiène parfaitement entendue : tête nue, fraîche et pieds chauds. Les coiffures épaisses et les oreillers de plume doivent, nous le répétons, être scrupuleusement bannis.

Lorsque la dentition est difficile, la seule chose qui puisse faire
quelque bien consiste en douces frictions qu'avec le doigt la mère pra-

tique sur les gencives, pendant quelques minutes, et trois ou quatre fois par jour. Que le doigt soit enduit de miel, de beurre, de lait, etc., peu importe. C'est à la friction par dessus tout qu'on doit attribuer le bien que l'on fait. Mais on se gardera bien de faire usage de la *sucette* en vue d'empêcher les enfants de crier ; car c'est à cette vulgaire habitude qu'une infinité d'enfants doivent d'avoir les dents noires et cariées.

Les accidents les plus ordinaires, au moment de la dentition, sont les rhumes fiériles, les vomissements, les congestions au cerveau, les convulsions et la diarrhée. Loin de croire, comme un grand nombre de personnes, que cette dernière est une chose toute naturelle, très innocente et très utile même aux jeunes enfants, nous savons que souvent c'est, au contraire, l'indice d'une maladie grave qui, une fois développée, est presque toujours mortelle et qui, en peu de temps, enlève les enfants par centaines. Dès que l'enfant est pris de diarrhée, il faut donc s'empresser de recourir aux soins du médecin.

Beaucoup de personnes, croyant que leurs enfants sont trop jeunes pour soumettre leur bouche à l'examen d'un dentiste habile, ne consulte ce dernier que quand des désordres irréparables sont venus fondre sur la denture de l'enfant. En agissant ainsi, les caries qu'il eût été facile d'arrêter dès le début, sont devenues la source de douleurs déchirantes, atroces, insupportables, et les dents secondaires ont poussé d'une manière vicieuse parce que les dents de lait, en tombant trop tôt, n'ont pas conservé, jusqu'au moment de leur remplacement, la place que doivent occuper les dents nouvelles qui, privées de ce chemin tout tracé, s'en écartent quelquefois d'une manière fort désagréable.

La conservation des premières dents a donc une grande influence sur la pousse régulière des secondes ; de sorte qu'il est nécessaire, quand les enfants ont leurs vingt dents, de les entretenir dans un bon état de propreté. A cet effet, il faut habituer les enfants à se rincer la bouche, tous les jours, matin et soir, et lorsque les dents sont saines, recourir à la brosse très douce trempée dans de l'eau ordinaire ; dans de l'eau distillée de fleurs d'oranger quand les dents sont en moins bon état, et enfin dans la poudre de magnésie ou de charbon quand elles sont en très mauvais état ; mais il ne faut jamais employer ces poudres dentrifices tant vantées qui renferment des acides très nuisibles.

La difficulté que l'on rencontre, dans les villes surtout, de se procurer du lait et du bon lait, fait que de très bonne heure, dans les trois ou quatre premiers mois de la vie, on introduit le bouillon gras dans le régime alimentaire des petits enfants. Nous avons déjà démontré les inconvénients qui peuvent en résulter. Sans doute, dans les premiers temps, les enfants pourront devenir gros, gras, frais et très bien portants, mais peu à peu la scène change ; ces enfants pâlissent, leurs chairs, perdant de leur fermeté, deviennent molles, flasques, et la colonne vertébrale faiblit de jour en jour et se courbe ; la poitrine se déforme, les jambes, les cuisses perdent de leur rectitude ; les os deviennent flexibles et très mous. On voit donc, malgré les apparences de la santé, combien se trompent les personnes qui remplacent le lait par d'autres aliments. En effet, comme la bonne santé dépend uniquement de la bonne digestion, il est certain que le lait, qui ne met que deux heures à digérer, est de beaucoup préférable aux aliments solides, aux viandes rôties, par exemple, qui mettent trois heures et demie pour accomplir cette importante fonction de l'estomac.

Nous ne prétendons cependant pas dire que le bouillon gras léger doive être banni du régime alimentaire des jeunes enfants. Non, nous conseillons au contraire de leur en donner de temps à autre, mais peu.

Alimentation artificielle. — L'allaitement artificiel, tel qu'il est pratiqué le plus généralement, est certainement la cause de l'effrayante mortalité qui décime tant de jeunes enfants. Nous ne saurions donc trop recommander aux mères qui, pour des raisons très sérieuses, ne peuvent nourrir leurs enfants, de les confier, comme nous l'avons déjà dit, à une bonne nourrice et jamais, sous aucun prétexte, à ces femmes éloignées qui, la plupart du temps, n'ont pas même de lait et emploient le lait de vache, de chèvre ou de brebis sans discernement ; à ces femmes enfin qui font métier de nourrir les enfants au *petit pot*. Et dans le cas où, pour des raisons que nous ne pouvons pas prévoir, on se verrait obligé d'employer l'alimentation artificielle, on se servira du biberon capillaire qu'on tiendra toujours dans un état de grande propreté, en ayant soin de n'y pas conserver l'excédant du lait que le nourrisson y aura laissé ; car le lait, s'y altérant très vite, en été principalement, devient acide et peut faire beaucoup de mal. Quand on a une vache à soi, ce qui est extrêmement avantageux, il faut la traire chaque fois qu'on veut donner à boire à l'enfant, et additionner le lait, dans le premier mois, d'une petite quantité d'eau douce qu'on met préalablement dans le biberon. Passé le premier mois, on donnera le lait pur, et à mesure que l'enfant forcit, on emploiera des décoctions d'orge perlé ou d'orge germé, de gruau de riz, de gomme, etc. ; puis, des bouillies de fécule en ayant soin d'exa-

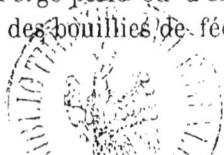

miner scrupuleusement si, dans les matières expulsées, il ne se trouve pas de ces petits grumeaux blancs dont nous avons fait connaître les inconvénients. On se rappellera également que l'eau d'orge ou de gruau ne doit être employée que quand l'enfant ne présente rien d'anormal et qu'on ne doit employer l'eau de gomme ou de riz que quand l'enfant est pris de diarrhée. Enfin que l'eau de son, ajoutée au lait, rend de bien grands services dans les constipations. Il faut encore, s'il est possible, préférer le lait d'une seule vache au lait mélangé de plusieurs. Il est aussi bien entendu qu'en cas d'épizootie, on s'empressera d'adopter le lait d'un animal dont l'espèce ne serait pas attaquée, le lait de chèvre ou d'ânesse, par exemple. Si l'on ne peut se procurer que du lait refroidi, on le ramènera toujours à une température voulue, soit au moyen du bain-marie, soit en l'additionnant d'une certaine quantité d'eau chaude, soit pure, soit d'eau d'orge, etc., et on fera bouillir le tout chaque matin pour s'en servir dans le cours de la journée.

Lorsque le nouveau-né est très délicat et que le lait préparé comme nous venons de l'indiquer digère mal, on l'appauvrira en l'allongeant davantage, et on se gardera bien surtout de donner à l'enfant, et à la fois, plus de lait que n'en donne ordinairement le sein, c'est-à-dire un demi-verre et même un peu moins. On n'imitera donc pas ces pauvres femmes qui, par ignorance, font encore boire leurs enfants, même quand elles leur voient vomir la surabondance de lait que leur estomac ne peut digérer.

Sevrage. — Toute chose a son temps, même la meilleure. Aussi le lait maternel, qui est la plus sûre condition d'existence pour le jeune enfant, doit-il bientôt faire place à des aliments plus solides, plus substantiels. Nous allons faire connaître à quelle époque de la vie il est opportun de les donner. Pendant les six premiers mois de la vie, les mâchoires de l'enfant sont dépourvues de dents ; cela veut dire assurément que durant tout ce laps de temps l'organisme n'a besoin de rien autre chose que du lait maternel. Mais le huitième ou neuvième mois, parfois même beaucoup plus tôt, rarement plus tard, un groupe de deux dents vient percer les gencives de la mâchoire inférieure ; c'est, comme le dit un auteur célèbre, le premier cri de l'estomac qui envoie les deux premiers travailleurs qui arrivent témoigner du besoin qu'il éprouve d'une alimentation plus forte que celle qu'on lui donnait jusque là. Aussi convient-il d'obéir à cette voix, d'ajouter au lait, une fois chaque jour, un peu de bouillie de fécule ou de crème de pain. Six semaines, deux, trois mois après, et quelquefois davantage, un autre groupe de quatre dents apparaît à son tour à la mâchoire supérieure ; ce sont de nouveaux serviteurs qui viennent dire qu'il faut donner à l'estomac une bouillie ou un potage en plus. Bientôt apparaissent les quatre molaires : deux en bas, deux en haut, ainsi que les deux incisives latérales inférieures ; puis arrive, à son tour, le groupe des quatre canines et enfin les quatre deuxièmes molaires. C'est à mesure que chacun de ces groupes dentaires fait son apparition que l'alimentation doit devenir de plus en plus consistante, de plus en plus nutritive, de telle sorte que le jeune enfant ayant seize dents : quatre incisives, deux canines et deux molaires à chacune de ses mâchoires, il lui est possible de vivre à peu près des mêmes aliments que nous, à la différence près de la quantité, bien entendu, et d'une abstention complète de ceux qui seraient trop excitants. Lorsque les premières dents de cette première série arrivent, et le plus souvent ce sont les canines, ces dents dont les mères redoutent tant la pousse, à cause des fréquents accidents qui les accompagnent, les enfants ont généralement de vingt-deux à vingt-quatre mois ; c'est alors seulement, si la chose est possible, que le sevrage doit avoir lieu.

Les incisives servent à couper, à inciser les aliments ; les canines à les déchirer et les molaires à les triturer et à les broyer. Il faut donc attendre la venue des seize premières dents pour opérer le sevrage, à moins pourtant que la mère soit malade. Dans ce cas, il faut encore saisir le moment que l'un des groupes dentaires ait effectué sa sortie sous peine de compromettre sérieusement la vie de l'enfant.

De même que le sevrage prématuré est très nuisible, le sevrage tardif a également ses inconvénients ; car le lait, devenu trop vieux est pauvre, de sorte que l'enfant qui en fait usage, souffre, languit et dépérit. Ce sont ordinairement les enfants élevés au lait de vache que l'on sèvre de trop bonne heure et qu'on habitue à manger de tout ; ce qui peut amener bien des regrets dont la pauvre mère ne se doute guère. La nuit est le moment le plus convenable pour sevrer l'enfant ; on commence par lui faire boire un peu de lait sucré, puis de l'eau sucrée à peine et quelques jours après de l'eau pure. Lorsqu'on se voit obligé d'employer un moyen puissant, on dégoûte l'enfant du sein en enduisant le mamelon d'un peu d'aloès, d'une forte décoction d'absinthe ou de quelqu'autre substance analogue. On ne doit jamais sevrer un enfant d'un seul coup, mais diminuer chaque jour le nombre des allactations pendant cinq à six jours ; de sorte que la mère a peu de chose à faire pour se débarrasser du lait qui lui reste et l'enfant s'en trouve très-bien. Enfin, nous terminerons par dire que le moment le plus favorable pour le sevrage est le printemps ou l'automne : l'été et l'hiver produisant le développement des vomissements et des diarrhées.

Une fois sevré, l'enfant arrive à faire quatre repas par jour : le déjeûner, le dîner, le goûter et le souper qui doivent se composer d'aliments variés, légers et très-digestifs. On fera bien de commencer par leur donner du blanc de poulet coupé menu, des œufs très-mollement cuits et des œufs brouillés. Il n'est pas, nous croyons, sans intérêt de faire remarquer en passant que ces aliments ainsi préparés mettent deux heures à digérer, tandis que les œufs trop cuits mettent de cinq à six heures et quelquefois plus. Les enfants ainsi nourris arriveront à vivre sans inconvénient des mêmes aliments que la mère ; mais on évitera soigneusement de leur donner des viandes salées, fumées, très-épicées, du vin pur, des alcooliques, du café noir ou des liqueurs. Ils ne doivent manger de la viande qu'une fois par jour et ne boire que de l'eau rougie, du cidre allongé d'eau ou de la bière coupée. Si nous croyons devoir défendre le café, il n'en est pas de même d'une poudre faite de glands doux dont l'infusion ajoutée au lait qui forme le déjeûner de l'enfant, constitue un aliment très-sain, d'une digestion facile et donnant du ton aux organes. Nous ne saurions même trop recommander l'emploi de cette poudre pour les enfants pâles, faibles, délicats, très-impressionnables et disposés à la constipation, aux vers, aux glandes, aux scrofules, aux viscères abdominaux, etc., etc.

Un préjugé très-répandu surtout dans les classes les plus aisées de la société, et contre lequel nous ne saurions trop élever la voix, consiste à ne pas donner aux enfants tout autant à manger qu'ils ont faim, de les priver complétement de viande durant tout le temps de leur enfance. Agir ainsi est tomber dans un excès qui peut avoir les suites les plus fâcheuses. Car jamais il ne faut priver l'enfant de ce qui peut lui faire beaucoup de bien en refusant à l'organisme ce dont il a absolument besoin pour qu'il devienne fort, bien constitué, marche la tête haute et acquiert une santé parfaite. Ne voyons-nous pas, d'ailleurs, que les enfants à qui l'on donne à manger quand ils le demandent, ne serait-ce que du pain, sont forts et robustes, et que les épidémies et les autres maladies frappent de préférence les individus faibles, malingres et souffreteux.

Des soins de propreté. — On se rappelle qu'après les premiers soins donnés au nouveau-né, après qu'il a eu tété une première fois, on l'a placé dans son berceau où il s'est endormi. Mais le voici bientôt qu'il appelle de ses cris le sein et les attentions, toute la sollicitude de sa mère. Il faut alors, non-seulement lui donner à boire, mais revenir encore aux lotions d'eau douce sur les parties qui ont été touchées ou salies par les produits secrétés, et recommencer la même chose toutes les fois que les mêmes effets se seront reproduits. Jamais on ne les lotionnera à l'eau froide de la tête aux pieds, ni on ne les plongera chaque jour dans un bain froid ; car, loin de l'endurcir comme on le croit généralement, on lui porte, au contraire, des coups mortels. Les lavages et les bains froids sont des moyens très-énergiques que toujours il faut laisser à la prescription du médecin.

Pendant les trois premiers mois de l'enfance on se bornera aux lotions de propreté nécessitées par les souillures inhérentes au jeune âge ; mais à partir de cette époque, une fois par semaine, on le lotionnera à l'eau douce de la tête aux pieds. Tous les quinze jours en été, tous les mois ou six semaines en hiver, on leur fera prendre un bain à la température de 25 à 30 degrés centigrades pendant seulement dix minutes.

Les lotions doivent être fortement faites le soir et la peau vivement essuyée. L'enfant doit être mis au lit, de sorte qu'il aura toute la nuit pour se sécher convenablement.

Quand il arrive que les parties habituellement souillées par les matières des sécrétions se gercent, s'excorient et deviennent le siége d'assez violentes irritations, on emploie les poudres de lycopode, d'amidon, de riz et le papier brouillard ou du linge fin enduit de cérat quand les gerçures sont profondes et qu'elles n'ont pas cédé aux premiers moyens.

Il ne suffit pas, pour constater la température d'un bain, d'y plonger le thermomètre et de l'en retirer rapidement ; il faut, au contraire, l'y laisser pendant quelques minutes, afin que le liquide indicateur ait le temps de monter au véritable degré de chaleur de l'eau.

Un immense bien à faire aux enfants, c'est de les rendre nets de bonne heure. On y réussit en épiant, pour ainsi dire, leurs fonctions et en les mettant sur le pot ou la chaise aux moments que l'on a cru remarquer les plus convenables ; on recommence la chose chaque jour et constamment aux mêmes heures, et bientôt on arrive au résultat désiré et à triompher de bien des constipations habituelles très-opiniâtres et très-nuisibles.

Poux, Crasse. — L'action journalière du peigne, de l'huile d'amandes et de la brosse douce de chiendent suffit le plus générale-ment pour soustraire les enfants aux incommodes, aux agaçants et dégoûtants inconvénients des poux et de la crasse ; mais il ne faut pas se relâcher dans ces soins, car les poux sont d'une fécondité telle, qu'un seul peut pondre au moins cinquante œufs en six jours, et que deux femelles peuvent donner dix-huit mille poux en six mois : les nouveaux venus ayant la faculté de se reproduire après 15 ou 18 jours de leur existence.

Nous ne sommes plus heureusement au temps où d'ignorantes et crédules mères respectaient les poux et la crasse, au point même d'aller jusqu'à emprunter à quelque voisine officieuse un certain nombre de ces affreux parasites, pour en peupler la tête de leurs pauvres petits enfants afin de les débarrasser, disait-on, d'humeurs que de vieux préjugés seuls offraient à leurs regards effrayés.

Lorsque le peigne et la brosse de chiendent deviennent impossibles ou insuffisants pour la chasse des poux, on doit jeter dans les cheveux non pas de cette poudre dangereuse dite poudre des capucins, mais bien des poudres insectivores telles que : la poudre de semence de persil, d'ache, de céleri, ou on a recours aux lotions de décoction d'absinthe, de petite centaurée, de pieds d'allouette, etc.

Quand de la tête des enfants, la vermine s'est étendue aux objets de literie, on s'en débarrasse facilement avec des soins et une vigilance convenable ; mais lorsque la couchette elle-même en est infectée, rien n'est plus efficace que le lavage à l'eau bouillante, et surtout l'application de la benzine à l'aide d'un pinceau. Cette dernière tue la vermine avec une rapidité vraiment étonnante.

Lorsque la tête est nette et que les cheveux sont poussés, il suffit tous les matins, d'avoir recours au démêloir et à la brosse ; l'usage deux fois par semaine du peigne fin est suffisant pendant toute la vie. On débarrassera la tête de ces écailles purpuracées, qui fréquemment s'y produisent et causent la chute des cheveux, en faisant des lotions de jaune d'œuf à l'eau additionnée de quelques gouttes d'ammoniaque, et on aura recours au médecin si ce moyen est inefficace.

Vêtements. — Ce n'est guère que vers le troisième mois, alors que l'enfant peut soutenir sa tête, que l'on adopte un autre genre d'habillement que le premier auquel on avait eu recours. La mère aura soin que le linge soit renouvelé très-fréquemment, et que les différentes pièces dont elle entourera son enfant ne le compressent jamais assez pour gêner sa circulation, sa respiration, ni aucun de ses petits mouvements. Elle ne lui couvrira que peu la tête à cause du volume, de la vitalité de cette partie, et des congestions si faciles dont elle devient le siège. Il faut que les vêtements soient assez chauds pour garantir du froid mais sans excès ; qu'ils soient confectionnés de manière à n'exercer aucune compression nuisible, être en assez grande quantité pour pouvoir les aérer très-souvent et les laver toutes les fois qu'ils auront été mouillés d'urine, ou par quelque autre cause. Les chaussures devront également être assez larges pour ne point comprimer les orteils, ni s'opposer au développement des pieds.

On devrait, dès la naissance, faire usage de la serviette, pliée en triangle, qu'on nomme *culotte* et qui s'oppose si bien à cet embarbouillement, jusqu'aux talons, de certaines choses dont le contact si loin étendu, ne peut avoir que de fâcheux résultats. Nous recommandons aussi, dès que les enfants ne sont plus emmaillotés au lit, l'emploi de l'espèce de chemise-sac fermant à coulisse, plus ou moins chaude selon la saison, mais assez longue pour dépasser les pieds. Ce vêtement s'oppose efficacement aux attouchements involontaires qui peuvent donner naissance à des habitudes bien graves et pernicieuses que la mère ne saurait trop s'efforcer de prévenir. On se gardera bien également de faire sécher au feu ou sur des cordes entourant le poêle, les objets de vêtements ou de literie qui ont été lavés ou salis par les excrétions. Car, non-seulement ils peuvent quelquefois prendre feu, mais les émanations désagréables qui s'en échappent en séchant, sont extrêmement nuisibles à tous, surtout aux enfants.

Les enfants doivent être vêtus de manière à être garantis du froid certainement; mais on ne doit pas les tenir, jusque dans la chambre, enveloppés de laines épaisses ou de fourrures. Que les mères sachent bien qu'un pareil excès de précautions amène précisément le contraire de ce qu'elles espèrent. En effet, qu'elles veuillent bien promener, un instant, leurs regards autour d'elles et observer. Elles ne tarderont pas à voir que de plusieurs enfants jouant ensemble, ceux qui sont vêtus plus chaudement qu'ils ne devraient l'être, sont rouges, essoufflés; que la sueur couvre leur front, découle de leurs cheveux, ruisselle de tout leur corps; qu'au contraire, ceux dont les vêtements sont plus légers, mieux appropriés, sont loin, bien loin de ressembler aux premiers. C'est à peine si leur état normal paraît changé. Ces enfants qui suent d'un rien sous les étoffes trop épaisses et trop chaudes, s'enrhument à tout instant, sont à peu près constamment enchifrenés, ne peuvent impunément supporter la plus légère variation atmosphérique; les autres, au contraire, sont robustes, bravent tout et se portent à merveille. Ne voit-on pas, enfin, à chaque instant dans la rue, des enfants qui, certes, vêtus plus que légèrement, trop souvent avec des habits troués et même sans chaussures, jouir cependant d'une santé parfaite, d'une bonne et brillante constitution; tandis que ceux qui se trouvent dans des appartements bien chauffés, bien calfeutrés, sont pâles, toujours enrhumés et toujours malingres malgré leurs flanelles, leurs fourrures et les soins minutieux, incessants dont ils sont l'objet. Un tel contraste est trop frappant et trop commun, on l'avouera, pour ne pas provoquer de sérieuses réflexions. On doit donc, à l'égard des vêtements, rester dans une juste moyenne, et ne pas friser de trop près ni l'un ni l'autre des deux excès que nous venons de signaler, mais approprier les vêtements aux températures amenées par les saisons, et ne pas faire quitter trop tôt les habits d'hiver.

Flanelle. — La flanelle sur la peau a de grands avantages quand d'impérieuses nécessités obligent d'y recourir ; mais elle a aussi de bien grands inconvénients dans l'emploi le plus général qu'on en fait. C'est un moyen qu'il faut laisser à la discrétion du médecin. Toutefois, il ne faut pas croire, avec bon nombre de personnes, que quand on a adopté la flanelle, c'en est fait de la vie. Non, c'est une erreur ; on peut parfaitement la quitter au moment des chaleurs, sans qu'il en résulte rien de fâcheux.

Sommeil. — Beaucoup de personnes s'imaginent qu'il est dans les besoins de l'existence des jeunes enfants de les laisser dormir longtemps ; c'est une erreur encore : les enfants qui dorment trop sont lourds, comme apathiques, d'un flasque pâle et d'un blafard embonpoint. On doit les coucher à sept heures du soir jusqu'à l'âge de trois ou quatre ans, et à huit heures jusqu'à celui de six à sept. Mais on ne doit jamais, sous aucun prétexte, leur dérober la moindre partie du sommeil absolument indispensable de la nuit.

Les enfants doivent dormir assez, jamais trop. Si pour l'adulte sept heures suffisent le plus généralement, huit heures sont nécessaires à l'adolescence, neuf dans le deuxième âge, et dix à douze au moins pour les très-jeunes enfants. Les enfants comme les adultes ne doivent se mettre au lit que pour y dormir immédiatement et le quitter le matin dès qu'ils sont réveillés. L'inobservation de ce précepte est devenue trop souvent la cause d'une habitude vicieuse longtemps même avant que les enfants aient atteint l'âge de puberté. Habitude dont nous taisons le nom et qui, chez les deux sexes, est journellement la cause, la source des plus terribles, des plus déplorables, des plus dépopulatrices de toutes les maladies et laisse toujours après elle des désordres mille fois pires que le néant.

On doit aussi habituer les enfants à dormir au milieu du bruit, de manière à ce qu'ils ne se réveillent point à la fermeture d'une porte, à la conversation à laquelle on peut se livrer. Leur sommeil en sera plus calme et l'on ne se sera pas rendu esclave pendant leur repos. Plus tard, ils dormiront partout; le bruit, le roulis des voitures, des chemins de fer, etc., resteront sans effet sur eux ; et si, comme on le doit, on laisse pénétrer la lumière dans leur chambre à coucher, elle ne sera pas pour eux une cause de réveil ni d'insomnie; elle aura pour effet, au contraire, de s'opposer à l'appauvrissement de leur sang.

Sommeil diurne. — Dans les premiers temps de la vie, têter et dormir, telle est à peu près la manière d'être du nouveau-né, mais il doit rester éveillé toute la journée dès qu'il a dépassé ses deux ans. Il faut donc, dès son vingtième mois, le déshabituer peu à peu de son sommeil diurne. Cette sieste ne lui fait plus de bien ; et, comme c'est au milieu de la journée qu'on fait généralement dormir les jeunes enfants, on les prive ainsi, dans les froids, des quelques heures de sortie qui leur seraient favorables. Ce qui leur fait beaucoup de tort; car, rien ne leur est utile comme la respiration de l'air pur de la plaine, comme l'action vivifiante de la lumière des champs.

Qui, en effet, dans le monde, n'a pas remarqué la couleur pâle, jaunâtre, étiolée de toutes les plantes, de la pomme de terre, par exemple, qui pousse dans une cave, et le beau vert, au contraire, qu'elle acquiert dès qu'elle est mise en plein air. Il en est nécessairement de même des enfants. Il leur faut de l'air, de la lumière le plus possible. C'est donc une erreur de prévoyance qui porte à croire qu'il est indispensable de fermer hermétiquement les volets de la pièce où ils dorment. Puisque la lumière leur est si utile, on devra très-souvent leur faire respirer l'air des champs, laisser le soleil leur bistrer quelque peu le visage, et porter ainsi sa lumière salutaire dans leur sang refroidi. C'est en agissant ainsi, qu'on les verra changer à vue d'œil, et qu'on aura éloigné les maladies graves dont, presque toujours, sont frappés les enfants que l'on sort peu ou point, quoique élevés dans des arrière-boutiques, dans certains quartiers peu éclairés des villes, dans des maisons obscures.

Les mères s'opposeront scrupuleusement aussi, au moment du sommeil de leurs enfants, à toute pénétration vive de leur cerveau, et elles banniront les jeux bruyants, les rires fous et les pleurs excessifs qui, bien des fois, ont déterminé des affections cérébrales des plus graves, des convulsions mortelles, etc.

Sorties journalières. — Il est une règle absolue qu'il faut nécessairement adopter pour les jeunes enfants ; elle consiste à les conduire chaque jour à la promenade, tout en tenant compte de leur âge, de leur force, de la saison et des intempéries du dehors ; on doit enfin les faire vivre à l'air libre aussi longtemps que possible. Car, on aurait beau les nourrir, les vêtir, les soigner, si on ne leur fait respirer l'air pur de la plaine, des prairies, des bois, si on ne les laisse se vivifier à la lumière du dehors, à la chaleur de l'astre qui répand la vie partout, on aura amassé une foule de maux sur leur tête. Bientôt, l'instruction et l'éducation vont leur prendre la majeure partie de leur temps ; il est donc de toute nécessité de profiter de leurs premières années pour les rendre forts, robustes, et pour habituer leur économie aux intempéries des saisons, pour les endurcir contre tous les agents de destruction qui les entourent, pour les cuirasser, pour ainsi dire, contre toutes sortes de maladies auxquelles sont exposés les enfants élevés par la mollesse, par la douilleterie.

Un enfant est délicat, il a la poitrine faible, il ne faut pas, dit-on, le sortir dehors quand il fait froid. Pauvres mères ! Croyez-vous donc que l'air impur, l'air confiné et toujours altéré d'une pièce close soit préférable ? Oubliez-vous ou ignorez-vous donc que la pensée est le stimulant du cerveau, l'aliment celui de l'estomac, et l'air pur celui des poumons ?

Disons donc encore, qu'aux enfants comme aux plantes, il faut nécessairement de l'air et de la lumière. Aussi, lorsqu'ils naissent dans l'hiver, doit-on, au bout de quinze jours, trois semaines, les faire passer quelque temps dans une pièce où l'on ne fasse presque pas de feu ; les porter, huit jours après, au dehors, au plus beau moment de la journée, lorsque l'atmosphère n'est pas trop humide, ni trop brumeuse, ni trop froide ; et continuer, en rentrant au logis, la promenade dans une pièce non chauffée, afin d'éviter la transition brusque d'une température froide à une température trop élevée. On recommence la promenade le plus souvent possible, en restant chaque fois un peu plus longtemps ; car il ne faut pas oublier que plus un enfant reste au dehors, plus il devient fort, et moins il est susceptible de contracter des maladies.

Le petit berceau-voiture dont on se sert beaucoup aujourd'hui est très-commode pour les sorties des enfants ; mais il faut avoir soin d'y placer avec eux la natte ou le tapis qui doit les protéger contre le froid et l'humidité du sol sur lequel ils se roulent quand ils ne peuvent pas encore marcher. De plus, ce berceau permet d'y placer quelques menues provisions, que l'enfant prendra en plein air : un morceau de chocolat, du pain, du cidre, de l'eau rougie, etc.

Choix d'une Bonne. — Chacun connaît les tendances des enfants à tout imiter, à tout singer, à répéter ce qu'ils entendent dire, à reproduire ce qu'ils voient faire. Parlez-leur, ils cherchent à vous reprendre ; souriez-leur, ils vous grimacent pour tâcher de vous sourire ; tendez-leur les bras, ils vous tendront les leurs ; jouez devant eux, vous leur donnerez le goût du jeu ; prononcez devant eux de gros mots, à l'occasion, ils vous les répéteront ; vantez-leur la force d'un petit garçon que vous avez vu se ruer sur un autre, vous les rendrez hargneux, batailleurs ; extasiez-vous devant la toilette, la jolie robe, les beaux atours d'une petite fille, vous leur soufflez l'orgueil, la vanité, et plus encore peut-être ; affectez de caresser un autre enfant, de l'aimer mieux qu'eux, donnez à ces enfants les bonbons, les joujoux que les vôtres croient être les leurs, vous faites surgir la jalousie ; emportez-vous devant eux, vous les rendez colères ; amusez-vous à leur faire ou à leur laisser battre un autre enfant, un chat, un oiseau, un animal quelconque, vous les rendez méchants, vous les apprenez à devenir féroces, criminels peut-être ; vantez-leur la bonté, l'excellence d'une liqueur que vous prenez devant eux, présentez-leur le verre, ils vous refusent d'abord; ensuite, ils y trempent leurs lèvres, font la grimace ; mais en réitérant ils succombent, et vous leur avez inoculé le plus pernicieux des penchants et assez gravement compromis leur santé et leur avenir. S'ils font quelque chose de mal et que vous leur disiez : c'est papa qui a fait cela, c'est lui qu'il faut punir, vous leur avez enseigné le mensonge, l'injustice et souvent la calomnie.

Vous voyez donc, chères mères, combien vous devez veiller scrupuleusement à l'entourage de vos enfants. Aussi, devez-vous toujours choisir une bonne d'un âge mur, d'un caractère ouvert, gai, doux mais ferme, de mœurs irréprochables surtout, d'une figure avenante, ayant la voix agréable et la parole facile. Et malgré toutes ces qualités réunies chez la bonne, vous ne perdrez pas encore vos enfants de vue, et vous veillerez continuellement à ce qu'il ne leur soit pas appris d'expressions ordurières ou triviales ; vous défendrez à la bonne certains moyens absurdes qu'on emploie trop souvent pour se faire obéir, en inspirant aux enfants des terreurs chimériques, en les menaçant du fantôme, des gendarmes, de la bête, etc., etc. Car, leur intelligence, encore si fragile et si facile à s'émouvoir, peut en recevoir les plus fâcheuses atteintes. Des habitudes bonnes ou mauvaises de la bonne naissent des habitudes bonnes ou mauvaises chez les jeunes enfants. On a vu des enfants tristes, maussades, maladifs, atteints du carreau, recouvrer la gaîté, la santé, après avoir été confiés à une personne dont les agaceries, les chants joyeux, les rires fous avaient excité la gaîté et l'hilarité de ces mêmes enfants.

Enfin, c'est de la grande, de l'impérieuse loi d'imitation que la nature a fait naître en l'enfant qu'il devient bon ou méchant, doux ou emporté, patient ou colère, honnête homme ou fripon, affable ou grossier, laborieux, rangé, savant, pieux, paresseux, prodigue, ignorant ou impie. L'imitation est donc presque tout dans le présent comme dans l'avenir de l'homme, et par conséquent nous ne saurions trop faire pour que l'enfant soit toujours entouré de bons exemples.

Si, malgré nos précautions, un enfant devient capricieux, indocile, il faut bien se garder de le laisser faire et de lui céder ; ce serait bientôt un petit tyran devant lequel il faudrait à tout instant plier. La douceur, la patience, la fermeté surtout triompheront aisément de ces premiers écarts. Mais qu'on ne laisse pas grandir l'enfant avec ses défauts, bientôt il sera devenu trop fort pour le corriger. Chacun ne sait-il pas qu'une jeune plante se redresse facilement au moyen d'un faible tuteur, tandis que devenue grande la chose devient complétement impossible. Ne vantons jamais non plus la robe, le joli bonnet, la brillante toilette des enfants, car nous pourrions faire naître ou augmenter chez eux un penchant qui, bien souvent et surtout de nos jours, a fait la perte de jeunes personnes qui se seraient conservées pures sans l'insatiable, le fou besoin qui s'est développé chez elles. Si, au contraire, nous découvrons en eux le germe de ce funeste penchant, ne parlons jamais qu'avec dédain devant eux de la toilette et de toutes les frivolités qui l'accompagnent.

Exercices des jeunes enfants. — C'est vers le troisième mois de son existence que le jeune enfant se meut de plus en plus ; il cherche à saisir tous les objets qu'on lui présente ; bientôt il les prend, les retient de toutes ses forces et s'amuse à les agiter. A six mois, il commence à se traîner sur un tapis et cherche à marcher ; c'est alors qu'il faut l'abandonner à ses propres instincts et le laisser se traîner librement par terre et sur le tapis. Rien plus que cet exercice, d'ailleurs si naturel à cet âge, n'est plus propre à contribuer au développement de ses forces en mettant en jeu tous les muscles de son corps. Bientôt, il se mettra droit sur ses jambes et retombera presque aussitôt sur les deux mains ; il recommencera, il fléchira de nouveau ; mais insensiblement il s'enhardira et s'affermira ; il s'accrochera, pour commencer, à tous les objets qui le peuvent soutenir, qui le peuvent aider dans sa marche ; enfin il marchera sans soutien. Il est donc inutile, pour apprendre les enfants à marcher, d'employer, surtout comme on le fait encore trop dans les campagnes, les lisières, les charriots, enfin tout cet attirail qui déforme les épaules, la poitrine et fait courber les os. Car les chûtes que font les enfants pour apprendre à marcher sont rarement assez violentes pour leur nuire. D'ailleurs, on peut toujours, par précaution, éviter les accidents en leur mettant des bourrelets légers et à claires-voies qu'on fabrique aujourd'hui. On aura également soin de ne pas leur donner, à titre d'amusement, ces jouets peinturés qu'ils portent presque toujours à leur bouche et qui peuvent devenir de véritables poisons. Il en est de même des sucreries coloriées.

Dès que les enfants savent marcher, il faut les laisser s'aventurer, courir, jouir des plaisirs de leur âge. On favorisera même leurs jeux le plus possible.

Nous ne saurions trop répéter que l'exercice est indispensable à la santé, à l'accroissement, au jeu normal des muscles. L'inactivité jette dans la langueur, la faiblesse, la débilité, le dépérissement ; c'est une cause très-puissante de maladies. L'exercice, au contraire, développe les muscles, force le sang à parcourir, jusque dans les plus capillaires ramifications, les vaisseaux chargés par la nature de porter partout ce fluide nourricier et vivificateur ; il rend les digestions plus actives, plus riches en éléments réparateurs ; il imprime à la respiration toute l'activité, toute l'énergie qui lui est nécessaire pour vivifier, pour oxygéner convenablement le sang qui doit retrouver dans les poumons les principes de vie qu'en les traversant celui-ci a laissés dans les tissus. L'exercice, enfin, apporte à l'organisme entier tout le contingent de vitalité sans laquelle il ne pourrait longtemps subsister dans l'état normal qui est la force, l'accroissement, la santé, la vie elle-même de l'individu. Il faut que les rires, la vivacité de l'esprit viennent ajouter aussi à l'efficacité des mouvements.

Les courses, les sauts, les exercices où l'adresse est mise en jeu, la corde, le volant, la paume, le palet, la boule, l'âne, la poulie, etc., sont toutes choses préférables à la promenade, qui ne demande d'action qu'aux muscles des membres inférieurs.

Loin donc de s'opposer à leurs jeux, à leur bruyante ardeur, la mère devra les exciter, les favoriser en courant, dansant et chantant avec eux, en les faisant lire et réciter à haute voix : le chant, la déclamation forcent au développement des poumons, à l'intégrité de l'acte important que ces organes ont reçu mission d'accomplir. Les jeux, les sauts, les courses, les cris, etc., etc., tout cela est de leur âge et nécessaire. S'y opposer c'est leur faire du mal et s'exposer soi-même aux plus amères douleurs ; c'est contrarier les vues de la nature, et souvent, nous devons le dire, creuser de sa propre main la tombe qui trop prématurée doit les recevoir. Enfin, que la mère n'oublie pas que l'oisiveté est la mère de bien des vices et que les orages du cœur et les passions asservissantes surgissent constamment d'une vie molle et inactive.

Gymnastique. — La gymnastique est donc une chose on ne peut plus utile aux enfants. Aussi, le gouvernement et tous les hommes dévoués au bien-être de l'enfance le comprennent tellement bien, qu'en ce moment, ils désirent voir un gymnase, non-seulement dans chaque école normale pour y former des maîtres, mais aussi dans chaque localité, sous la direction de l'instituteur.

Il arrive quelquefois qu'un enfant grandit trop vite ; alors il faut, tous les jours, le faire marcher beaucoup, le soumettre à une bonne gymnastique, qui n'aille pas trop loin cependant. Un autre enfant a la poitrine trop étroite, menacé par cela même, pour plus tard, de quelque affection grave des poumons ; il faut, par les jeux indiqués plus haut, forcer cette cage osseuse à prendre de l'ampleur.

Vaccine. — La vaccine, découverte par un homme de génie, l'immortel *Jenner,* nous préserve, chacun le sait, d'une affreuse maladie, *la petite vérole,* la plus meurtrière peut-être de toutes les maladies. Aussitôt donc que le nouveau-né a atteint l'âge de deux mois, il faut le soumettre à la vaccination. On peut cependant attendre le troisième ou le quatrième mois si la saison (les grands froids, les grandes chaleurs) ou quelqu'autre circonstance de santé paraît le nécessiter ; mais si l'on était sous l'influence d'une épidémie régnante, il ne faudrait pas hésiter un seul instant à recourir à l'insertion vaccinale le premier jour même de la naissance, surtout si l'enfant se trouvait sous l'imminence directe du principe contagieux ; seulement, on n'oubliera pas qu'il serait très-dangereux, dans ce cas, de faire plus d'une piqûre à chaque bras ; car des érysipèles, des ulcérations mortelles pourraient résulter d'un plus grand nombre de piqûres.

Il est d'observation que la réceptivité variolique est assez rare avant l'âge de six mois, que l'aptitude vaccinale est souvent nulle dans les premiers jours de la naissance ; mais il est également d'observation que l'enfant peut contracter la petite vérole même dans le sein de la mère, et qu'une bonne vaccine s'est bien développée sur beaucoup de nouveaux-nés.

La vaccination doit être pratiquée aux deux bras, et le nombre de piqûres se trouver en rapport avec la force et l'âge du sujet. Le vaccin doit, autant que possible, être puisé sur de très-jeunes enfants, d'une santé parfaite, en des pustules caractéristiques, intactes et parvenues au septième ou huitième jour de l'insertion vaccinale. Pris plus tard, à moins d'un développement tardif du bouton, le vaccin a beaucoup moins de force, mélangé qu'il se trouve d'une plus grande quantité de liquide séreux. Il est aussi moins énergique dans une pustule où il se montre abondant, que dans une autre où il est plus rare. On doit donc donner la préférence aux boutons qui ont été plus lents à se dévelop- per, par cette même raison que le vaccin qu'ils fournissent est plus jeune et plus pur, condition d'une immense importance pour le succès, pour une préservation plus assurée.

Jusqu'au troisième mois de la naissance, deux piqûres à chaque bras paraissent suffisantes. Plus tard, il en faut pratiquer une ou deux en plus. Dans l'adolescence et dans l'âge adulte, il est nécessaire d'en faire *au moins* cinq ou six de chaque côté. De cette manière on obtient plus sûrement l'effet général, *la fièvre vaccinale*, que tant il importe d'obtenir, et l'on s'expose moins à n'agir que localement, ainsi qu'il arrive assez souvent, ce qui fournit, au besoin, une explication suffi- sante du développement de la variole sur certains sujets, précédem- ment vaccinés, mais chez lesquels une vaccine mal réussie aurait laissé la réceptivité variolique.

A cette occasion, nous devons nous élever contre une manière d'agir de certaines mères, imbues du préjugé, que prendre du vaccin à leurs enfants, c'est porter atteinte à leur santé, c'est presque détruire le sa- lutaire effet de la vaccine. Apprennent-elles que le médecin doit venir pour constater le résultat de la vaccination, vite les portes sont fermées, les habitations sont désertes ; on est allé au pays voisin pour affaires, on se cache. Que les familles le sachent et nous le disons bien haut ; les personnes qui agissent de la sorte sont dans l'erreur et s'assument une terrible responsabilité, se préparent bien des regrets, bien des larmes peut-être.

Il est reconnu par les hautes sommités médicales que le vaccin pur, *le vaccin sans mélange de sang*, ne peut donner rien que la vaccine, pro- viendrait-il même d'un individu chez lequel le virus que l'on veut évi- ter de transmettre, exercerait actuellement ses ravages ; mais il est également reconnu que le fluide vaccin auquel viennent se mêler quel- ques gouttelettes de sang d'un sujet infecte chez lequel on le recueille, peut transmettre l'affection constitutionnelle dont ce sujet est atteint. Cette affection ne se manifesterait-elle au dehors par aucun des signes qui la caractérisent. Partant de ces deux faits, rien de plus facile d'évi- ter l'affreuse maladie à laquelle nous faisons allusion ; il suffit de se garder avec un soin religieux de se servir d'un vaccin mélangé de sang.

Le sang est contagieux dans toutes les maladies virulentes ; la variole, la clavelée, la morve, la maladie dont nous tairons le nom, etc. Il faut donc toujours avoir ce fait présent à l'esprit, bien qu'il paraisse parfaitement établi que le sang d'un scrofuleux, d'un teigneux, etc., ne puisse rien transmettre avec le vaccin auquel il peut être accidentellement mêlé ; la plus vulgaire prudence exige de ne pas faire usage d'un pareil vaccin, à moins d'y être contraint par la nécessité, ce qui est bien rare ; et dans ce cas de ne l'employer que pur et dans toute son aqueuse transparence.

Revaccination. — Il résulte de documents statistiques, dignes de la confiance la plus absolue, qu'il est extrêmement rare d'observer une éruption variolique ou varioliforme sur des sujets vaccinés avant la huitième ou la neuvième année écoulée depuis la vaccination. Il résulte également de ces mêmes relevés que ces maladies sévissent de préférence sur ceux dont la vaccine remonte à dix, quinze, vingt ans, et ainsi de suite jusqu'à trente ou trente-cinq ans. D'après ces renseignements, rien de plus facile que de déduire l'opportunité d'une seconde vaccination.

En temps d'épidémie, toutes les personnes vaccinées depuis huit années, doivent se faire revacciner ; en temps ordinaire, elles peuvent attendre la douzième et même la quinzième année ; mais, celles chez lesquelles la vaccine n'a point parfaitement réussi ; qui, par exemple, ne sont porteurs que d'une seule cicatrice vaccinale, elles seraient très-imprudentes d'attendre ce laps de temps. Il est nécessaire qu'elles s'assurent beaucoup plus tôt si elles n'ont rien à craindre. Les individus qui, quinze, vingt ou trente ans auparavant, ont une variole très-bénigne, et qui se trouvent au milieu d'une nouvelle et violente épidémie, doivent pour toute sécurité, recourir aussitôt à la vaccination. On le voit donc, la revaccination doit se répandre, se généraliser comme la vaccination elle-même. La petite vérole est une maladie trop grave, trop affreuse, trop meurtrière pour que l'on reste à son égard dans une sécurité qui, d'un moment à l'autre, peut devenir extrêmement funeste.

Disons, en terminant cet article sur la vaccine, et pour combattre l'hérésie professée par des novateurs malheureusement trop écoutés, que ce n'est pas la vaccine qui fait prélever à la mort sur la jeunesse, le tribut que la petite vérole imposait autrefois à l'enfance, mais que l'homme aujourd'hui, et depuis une soixantaine d'années surtout, l'homme, dans quelque rang qu'il soit né, à quelque condition qu'il appartienne, a trempé trop jeune, et plus ou moins profondément sa

lèvre, dans la coupe énervante des excès : travail incessant et trop prématuré, stimulation intellectuelle trop soutenue, désordres des sens,
ébranlements profonds et presque incessants de l'arbre nerveux, veilles
prolongées, ambition exagérée, soif démesurée de l'argent et du bien-
être, habitudes obscènes, vices, femmes, onanisme, sensualité en tout,
etc., etc., sont, en effet, ce que l'on observe trop généralement partout : aux champs, à la ville, dans les ateliers, les collèges, les pen-
sions, les lieux de divertissements, les rencontres en chemins de fer,
les maisons de plaisirs, les habitations particulières, plusieurs de celles
mêmes où les préceptes de la plus saine morale paraissent le mieux
établis, le plus religieusement pratiqués. Voilà, selon nous, les causes
principales sous l'influence desquelles se développent, s'aggravent et
deviennent surtout plus meurtrières sur les individus de vingt-cinq à
trente ans, les affections gastro-intestinales et les fièvres typhoïdes, etc.,
si multipliées de nos jours. Voilà, nous le répétons, les causes de la
dégénération de l'homme, de la dépopulation des empires et du malheur des familles.

Repas. — Dans le deuxième âge de l'enfance, c'est-à-dire depuis
deux ans jusqu'à l'âge de sept à neuf ans, où l'accroissement se conti-
nue, les organes se développent, se perfectionnent de plus en plus et
où le besoin d'accroissance se traduit toujours par le besoin très-
fréquent des aliments, les repas de l'enfant ne sauraient être réglés,
régularisés ; il faut donc lui donner à manger toutes les fois qu'il dit :
J'ai faim. Seulement, on doit choisir les substances alimentaires qui lui
conviennent et surtout en mesurer la quantité, afin d'éviter la gour-
mandise et ces digestions qui causent des diarrhées persistantes et oc-
casionnent tant de maladies et souvent la mort. Les aliments doivent
être ainsi ingérés d'une manière permanente, il est indispensable de
les choisir légers, doux et d'une nutescibilité moyenne ; enfin, il faut
que les organes digestifs soient à peu près continuellement occupés, et
qu'ils agissent sur de grandes masses. Pour bien se convaincre de ce
que nous avançons, que l'on veuille bien jeter les yeux tout autour de
soi, et que l'on compare l'enfant du riche avec celui du pauvre. On
verra facilement que le premier, nourri d'aliments succulents, de
viandes recherchées de diverses sortes, est fréquemment malade, fréquemment pris d'affections inflammatoires extrêmement graves de l'estomac, des intestins et du cerveau, tandis que le second, au contraire,
dont la nourriture est des plus frugales, est à peu près exempt de
toutes ces maladies. D'ailleurs, l'enfant du riche est-il plus fort, plus
développé que l'enfant du pauvre ? Assurément non, au contraire, l'en-

fant qui croustille à peu près continuellement un morceau de pain sec est plus fort, plus développé et jouit d'une plus belle carnation de santé que celui dont l'horloge règle imperturbablement les petits repas. Il est vrai de dire que le premier n'est ni trop vêtu, ni trop renfermé. Et croit-on que cette santé n'a aucune influence sur l'avenir de l'homme ? Après la comparaison que nous venons de faire, nous nous voyons obligé de crier avec un savant docteur : la lumière pour l'œil et le corps ; le travail intellectuel pour le cerveau, l'exercice pour les muscles, etc.

Dans le premier comme dans le second âge, on se gardera bien de donner aux enfants, une masse de bonbons, de sucreries de tous genres et principalement trop de sucre, de mauvais aliments ou des fruits dont la maturité ne soit pas entière, lesquels font naître dans les organes digestifs une grande quantité de vers qui amènent toujours de fâcheux résultats, et quelquefois des maladies très-graves. Quoique l'on ignore encore comment les vers se développent en nous, on sait très-bien que les mauvaises digestions, les sucs trop abondants, trop stagnants dans les intestins, les farineux, le lait fermenté, le beurre, le fromage, les fruits verts et aqueux, etc., le lymphatisme, l'habitation de lieux obscurs, humides et malsains sont les circonstances au milieu desquelles les vers se développent d'une manière effrayante. La viande de porc peut aussi parfois porter dans nos organes le germe d'un ou de plusieurs tœnia, (ver solitaire) la trichine même. Il est prudent de ne faire usage du porc qu'après une bonne cuisson, on ne laissera donc jamais manger, aux enfants, du salé ou du lard cru. Dès qu'on s'aperçoit qu'un enfant a des vers, on doit lui faire prendre ou de la mousse de Corse ou de l'absinthe maritime ou enfin du semen-contra, tous remèdes efficaces ; mais on rejettera ces pastilles tant vantées qui font toujours mal et n'ont que le seul avantage d'enrichir leurs inventeurs.

Les repas des enfants ne doivent être réglés que lorsqu'ils ont fait leurs dents secondaires. Alors seulement, ils ne devront rien prendre, sous aucun prétexte, entre leurs repas qui seront les mêmes que ceux de leurs parents. La mère devra aussi les apprendre à manger de tout. Pour en arriver là, elle devra bien se garder de demander à son enfant veux-tu de ceci ? veux-tu de cela ? mais elle lui servira ce qu'il est convenable de manger et s'il refuse, elle insistera et se fera obéir. Il est ridicule et fâcheux de voir de ces enfants gâtés, mal appris et insoumis auxquels il faut tout céder.

Du coucher. — Les lits doivent être plutôt résistants que mous, graduellement élevés sous la tête. Bon nombre d'enfants ont la mauvaise habitude de s'endormir le nez enfoncé dans le lit ; de sorte, qu'au lieu de respirer librement l'air pur et vivifiant de la pièce suffisamment spacieuse et saine que l'on a choisie pour eux, ils ne respirent qu'un air concentré, plus ou moins vicié par les émanations de plusieurs sortes qui amènent presque infailliblement les scrofules. Beaucoup de mères croient aussi devoir abriter le sommeil de leurs enfants sous d'épais et moelleux édredons qu'elles avancent jusqu'à leurs mentons. Elles ignorent probablement qu'en agissant ainsi, elles leur font beaucoup de mal puisque la chaleur, ainsi concentrée, peut amener des congestions extrêmement graves dans les viscères de l'abdomen et de la poitrine. Ces édredons ne doivent jamais dépasser les genoux ; ils rendent encore ainsi les pieds très-impressionnables. Le plus prudent est de ne s'en point servir.

L'habitude trop généralement répandue de coucher dans le même lit plusieurs enfants ensemble, même de sexe différent et celle de les faire coucher avec des vieillards, leur grand-père ou leur grand-mère, est très-préjudiciable ; dans le premier cas, elle peut devenir la source de grands inconvénients, tout au moins moraux, et faire naître un penchant funeste qui plus tard arrivera à des désordres déplorables. Dans le second cas, la santé de ces enfants est sérieusement compromise en ce que des émanations plus ou moins viciées du vieillard, de son souffle refroidi que l'enfant respire, au lieu d'un air pur, lui font bientôt perdre sa belle, sa brillante et exubérante santé qui lui est propre et qui tourne ainsi au profit d'un organisme aux abois, par suite de cette loi qu'on appelle *attraction, affinité*. A cet occasion, citons l'exemple de cette femme si robuste qui a succombé, après un an de mariage, pour avoir épousé un homme phtisique plus âgé qu'elle de trente ans. N'oublions jamais que la nature est impitoyable et qu'elle se venge toujours des infractions que l'on se permet de faire à ses lois immuables.

Les enfants doivent donc coucher seuls, la mère elle-même doit se priver de les coucher auprès d'elle, quand surtout elle se trouve dans ces moments que nous tairons, mais que l'on comprend, ou qu'elle n'est pas d'une forte constitution, ou qu'elle est malade même d'un simple rhume, d'une bronchite, etc. On n'oubliera pas que la coqueluche et la plupart des maladies des membranes muqueuses : la gale, la teigne, sont contagieuses. On doit veiller à ce que dans leurs jeux, les enfants ne se touchent ou ne se couvrent pas du bonnet d'un teigneux, ils deviendraient galeux ou teigneux eux-mêmes.

Quand la tête d'un enfant est volumineuse, son intelligence est très-développée ; il faut alors bien se garder de faire reposer cette tête sur un oreiller de plumes, de la laisser nue, exposée aux rayons d'un soleil ardent, et d'aider ainsi au développement trop rapide du cerveau par des lectures, des exercices de mémoire qui ne pourraient qu'amener un jour les plus funestes résultats. L'oreiller de paille ou de crin, la tête élevée dans le lit, le régime doux, les exercices musculaires, le repos à peu près absolu du cerveau, etc., sont les moyens qui peuvent le mieux entraver le développement trop considérable dont il importe au plus haut point de modérer la marche.

Usage du corset. — Rien n'est plus nuisible à la santé de la femme que le corset. Une jeune fille se courbe-t-elle ? son corps paraît-il fléchir sous le poids de l'organisme lui-même ? vite on l'emprisonne dans un corset à baleines, dans une sorte d'étau que l'on croit propre au maintien, au rétablissement de la rectitude du torse. Erreur, bien grave erreur. C'est, au contraire, par la liberté et l'exercice que les muscles acquièrent toute la puissance et l'action qui leur est nécessaire. Le corset ne peut que s'opposer au développement de la cage osseuse, et produire une asphyxie lente. De là, ces palpitations, ces décolorations, ces appauvrissements du sang, ces douleurs de tête, ces hernies et ces maladies de cœur et de poitrine que l'on rencontre et déplore si fréquemment de nos jours. Que les mères sachent donc bien que la taille ne devient jamais si belle que lorsqu'elle n'a pas été comprimée.

Empoisonnements. — Avant de nous occuper de ce qui a trait à l'éducation morale et intellectuelle des enfants, nous croyons devoir nous occuper ici des empoisonnements les plus fréquents. Si donc il arrivait qu'un enfant boive du bleu en liqueur qu'une personne, par mégarde, aurait laissé à sa portée, on lui ferait prendre au plus tôt une sorte de bouillie faite avec de la craie délayée dans de l'eau, ou un peu de bouillie de magnésie. Si l'empoisonnement avait lieu par un potage que l'on aurait laissé refroidir dans une casserole de cuivre mal étamée, on ferait boire abondamment de l'eau dans laquelle on aurait délayé des blancs d'œufs. Nous ferons également remarquer que le charbon de bois en poudre, délayée dans de l'eau, est un excellent contre-poison des préparations de belladone, d'opium, de noix vomique, etc. On peut même l'employer contre l'arsenic. Il est bien entendu que ces contre-poisons ne devront être employés qu'autant qu'on se trouverait éloigné du médecin ou du pharmacien.

Éducation. — Donnez-moi l'éducation, a dit un grand philosophe, à mon gré, je façonnerai le monde. Avec l'éducation, on fait l'homme de bien, le bon père, l'honnête homme, le laborieux ouvrier, le riche charitable, le dévoué citoyen, le savant, le héros ! Le mot sublime de l'éducation résume en lui l'immense bien qu'il représente : le présent et l'avenir des familles, le présent et l'avenir des empires.

L'éducation de l'homme doit commencer au berceau ; son cerveau alors est apte à recevoir et à conserver indéfiniment dans l'avenir, et jusqu'au terme le plus reculé de la vie, toutes les impressions qu'on y veut reproduire. Une fois reçue, l'empreinte s'y fixe et s'y approfondit. Il est donc de la dernière importance que cette empreinte soit le bien, l'empreinte du mal ayant la funeste propriété de s'y fixer intimement. Il est si difficile d'effacer ce qui y est profondément gravé ; il est si rare qu'il n'en reste point quelque trace. Encore une fois nous recommanderons aux parents de choisir pour leurs enfants une bonne telle que nous l'avons dépeinte en commençant.

Nous disons que l'éducation de l'homme doit commencer avec sa vie ; en effet, l'enfant placé dans son berceau sommeille pendant quelques heures, s'éveille, appelle ; si l'on cède, si l'on obéit de suite à cet appel, si l'on fait de même chaque fois qu'il crie, bientôt ce sera lui qui commandera dans la maison, il deviendra le maître ; toujours il lui faudra céder ; ce sera un insupportable petit tyran qui ne laissera pas un moment de repos ; il faut donc le laisser crier un peu ; ses cris contribueront au développement de ses poumons et de la cage osseuse qui les renferme ; puis il aura reçu une bonne leçon de patience qui, répétée, l'aura doué d'une bien grande vertu. Plus tard, on ne l'enlèvera de son berceau que quand il ne criera plus, ce qui le formera à la patience et à la résignation, qualités si précieuses que seules, elles peuvent faire le bonheur ici-bas. En effet, l'homme ne rencontre-t-il pas, à tout instant, une foule de circonstances qu'il lui faut la patience de subir, une infinité de déceptions qu'il lui faut la force de braver. C'est en agissant ainsi que la mère épargnera bien des larmes et des tourments à son enfant ; et elle sera la première à profiter, par sa tranquillité, du bien qu'elle aura fait. Elle n'oubliera pas, d'ailleurs, qu'il lui est complétement impossible d'accéder aux nombreux désirs de son enfant ; qu'elle se rappelle l'histoire de la lune dans un seau d'eau ; mais le pourrait-elle, qu'elle ne le doit pas, certaine qu'elle est que cet enfant, habitué à l'obéissance passive, ne tardera pas à rencontrer sur son chemin, près de ses petits camarades, à l'école, et ensuite dans la vie, des résistances qui pourraient amener des désordres dans sa santé.

Quoique l'enfant ne sache pas encore parler, il sait, de bonne heure, parfaitement lire dans les yeux de sa mère ce qu'elle pense ; il sait comment il doit s'y prendre pour triompher d'elle. Nous lui conseillerons donc d'être ferme, opiniâtre, et de résister même souvent aux mouvements de faiblesse de son cœur.

L'enfant grandit, c'est alors que commence pour la mère la tâche délicate et difficile de l'éducation de l'enfant. Le plus ou moins de succès dépendra du tact de l'institutrice. Chaque enfant présentant une étude particulière, la mère doit bien étudier l'organisation, le caractère, les facultés de ses enfants ; éviter avec le soin le plus religieux ce que l'on veut qu'il évite lui-même, et lui choisir les compagnons de ses jeux n'importe à quelle classe de la société ils appartiennent, pourvu qu'ils possèdent les qualités qu'on leur désire, car on doit se rappeler sans cesse ce vieux dicton, toujours si jeune et si vrai : Dis-moi qui tu hantes, je te dirai qui tu es. La mère évitera avec un soin scrupuleux de faire peur à son enfant pour s'en faire obéir ou pour arriver à triompher plus facilement de son opiniâtreté ; car, outre qu'elle n'atteindrait pas le but qu'elle se propose, elle exposerait son enfant à de sérieuses maladies, et elle imprimerait dans sa jeune imagination de ces terreurs qui, loin de s'effacer, grandiraient avec lui et troubleraient fréquemment son repos, son sommeil, et ne le quitteraient plus un instant de sa vie. Elle ne parlera donc jamais devant lui de rien qui puisse l'effrayer, et elle évitera surtout ces récits ridicules de revenants, de diables, de sorciers, etc., etc., dont on se complaît encore à chaque instant, à la campagne surtout, parceque probablement l'ignorance y est plus grande, à entretenir les enfants. Ces faits imagés frappent si vivement dans le jeune âge, qu'ils s'impriment profondément et peuvent devenir la source des plus grands malheurs. La mère ne le menacera jamais non plus du loup, de l'ogre qui mange les petits enfants méchants, de croquemitaine, des gendarmes, des soldats, des sergents de ville, des gardes-champêtres, etc., etc., qui enlèvent les petits enfants, et surtout du médecin, des instituteurs et des institutrices, qui les mettront dans une cave s'ils ne sont pas gentils, ni enfin d'aucun autre épouvantail analogue ; elle l'habituera, au contraire, et de bonne heure, à considérer ces derniers comme des amis, comme des membres de la famille, comme des hommes aux conseils desquels chacun doit immédiatement se soumettre, par la raison qu'ils ne veulent que le bien de l'enfance. Elle l'habituera encore à jouer, à rester seul dans l'obscurité, à toucher, à manier même les choses dont il n'ose approcher. Pour réussir, qu'elle touche elle-même ces objets, et bientôt il fera comme elle.

Si cependant l'enfant est naturellement peureux, la mère se gardera bien de le contraindre à pénétrer là où il a peur d'entrer, à prendre avec la main les objets qui l'effrayent. Dans ce cas, ce n'est qu'avec beaucoup de temps, de patience, d'habileté, et surtout par l'exemple qu'elle lui prouvera qu'il n'a rien à craindre de ce qu'il a peur.

Il arrive souvent que pour un rien des enfants, et ceux là dont on a satisfait tous les caprices surtout, se mettent à jeter des cris aigus, déchirants, incessants ; et, qu'à la moindre contrariété, leur face se gonfle, rougit, bleuit ; et, comme on le dit fréquemment, qu'ils se pâment. Il faut de suite leur projeter avec force sur la face une petite quantité d'eau froide ; l'impression qu'il en résulte triomphe à l'instant de l'état que tant il importe de ne pas laisser persister. Mais que la mère n'oublie pas que les tapes, les corrections, au moment des cris, ne font que rendre l'enfant plus colère.

Les châtiments corporels que trop de parents administrent à leurs enfants pour les faire obéir, ou pour les punir d'une foule de petites fautes qui sont de leur âge, loin de les corriger, abâtardissent, abrutissent ceux qui les reçoivent et dégradent ceux qui les infligent quelquefois si brutalement. C'est l'abus de la force contre la faiblesse, c'est une action lâche et blâmable qui n'est plus de notre siècle. Aussi, n'est-il pas rare de voir que ces châtiments rendent l'enfant plus opiniâtre encore, le poussent à mépriser ceux qu'il ne doit jamais cesser, un seul instant, de respecter, et lui inspirent des sujets de vengeance qu'il se promet d'exécuter quand il sera grand. Ceci est pénible à dire ; mais cela malheureusement existe. Que les parents se gardent bien de ne jamais punir ainsi leurs enfants, et qu'ils soient bien convaincus que c'est par une douceur ferme, la persuasion, l'indulgence et quelquefois par la privation, non de la nourriture, ce qui ferait grand mal, mais de ce qui leur est agréable de faire ou de posséder, qu'ils finiront par assouplir ces natures quelquefois indociles ou rebelles.

Trop de parents punissent encore leurs enfants en les mettant dans des endroits obscurs : une chambre noire, une cave, par exemple, qu'ils appellent un cachot et qu'ils disent contenir une infinité de bêtes. Rien n'est plus dangereux que ces châtiments. Rien, en effet, ne peut mieux leur faire prendre des habitudes honteuses et leur occasionner de terribles affections nerveuses, l'éclampsie, l'épilepsie, etc.

Les parents (la mère surtout, ce qui arrive trop souvent), devront bien se garder de donner des témoignages d'affection plus sensibles à un enfant qu'à un autre. On a vu des enfants devenir soucieux, tristes, acariâtres, perdre l'appétit, dépérir, s'épuiser et succomber à la vue seule de ces témoignages. Plus tard, ils auront également soin de ne pas favoriser, sous aucun prétexte, les intérêts de l'un au détriment de ceux de l'autre, s'ils veulent éviter les haines éternelles, la malédiction de leurs enfants et par fois même d'affreux malheurs.

Que les pères et mères le sachent bien, et nous le disons avec l'autorité de l'expérience, qu'ils ne peuvent jamais s'occuper ni trop tôt ni trop bien de l'éducation de leurs enfants ; mais qu'ils doivent, au contraire, leur enseigner de bonne heure les règles de la morale, de la soumission, de la probité et surtout de leur en offrir l'exemple. Ils éviteront donc, en présence de leurs enfants, toute espèce de vives discussions, s'imposeront les formes de l'aménité la plus gracieuse, mais aussi la plus chaste réserve.

La base de l'édifice humain étant la morale, il faut que chacun de nous connaisse le moyen le plus important dans l'éducation des jeunes enfants. Nous n'hésitons pas à dire qu'il consiste en l'application inflexible, bien que douce, du principe d'autorité. Car la raison vraie n'étant pas encore née chez l'enfant, on ne peut pas raisonner avec lui. Il comprend tout ce qu'on lui dit, c'est vrai ; il est même très avancé pour son âge, c'est encore vrai : mais tout cela est loin d'être de la raison : ce n'est qu'un caquetage. Le meilleur moyen de faire obéir l'enfant, c'est de lui dire : *il le faut* ou *cela ne se peut pas*. Mais alors il est indispensable que la règle soit douce, judicieuse, patiente, réfléchie et inflexible. Jamais de discussions inutiles, de promesses vraies ou menteuses, ni de faiblesse ; toujours l'autorité et les enfants obéiront.

Les enfants deviennent ordinairement ce que les parents veulent qu'ils soient ; l'enfant prendra des habitudes d'ordre, de propreté, de politesse, d'économie, de sobriété, etc., etc., si ces habitudes sont réellement celles de ses parents. Il sera religieux, s'il les voit pratiquer sérieusement leurs devoirs de religion. Encore une fois, les enfants imiteront ce qu'ils verront faire de bonne foi.

La plupart des parents confondent souvent l'éducation et l'instruction ; et, n'y voyant qu'une seule et même chose, ils se croient déchargés de toute responsabilité après avoir recommandé leurs enfants aux maîtres chargés de les instruire. Sans doute, nous connaissons toute l'attention, toute la sollicitude, tout le zèle et le dévouement sans bornes de ces modestes et bien estimables fonctionnaires à remplir leur pénible et difficile mission, ainsi que le vif intérêt qu'ils portent indistinctement aux enfants qui leur sont confiés ; mais nous savons aussi que malheureusement ces heureuses dispositions sont trop souvent stériles lorsqu'elles ne rencontrent pas chez les parents *aide et concours*.

Instruction. — Remplissez les écoles et vous viderez les prisons, a dit avec raison notre Ministre de l'Instruction publique. Les parents donc qui, pour le moindre prétexte, négligent d'envoyer toute l'année leurs enfants à l'école dès l'âge de quatre à cinq ans ; et qui, chaque semaine, par exemple, ne s'inquiètent nullement de leur conduite et des progrès qu'ils doivent faire, manquent certainement à un de leurs devoirs les plus essentiels. Car il ne faut pas croire qu'ils ont rempli leurs obligations envers leurs enfants quand ils les ont vêtis et nourris. Non, il leur reste encore à pourvoir à leur instruction et à leur éducation qui sont les aliments indispensables de l'esprit et de l'âme. Qui ne sait, en effet, qu'aujourd'hui surtout, un homme ou une femme privés de l'instruction élémentaire que donnent nos écoles primaires, demeurent toute leur vie, à bien des égards, dans une sorte d'enfance et dans un état d'infériorité et d'indépendance toujours préjudiciable ? Y a-t-il d'ailleurs une comparaison possible entre les inappréciables avantages que procure l'instruction et les faibles services que les enfants peuvent rendre à leurs parents pendant les heures de classe. Quel est donc le père qui voudrait s'exposer à ce que ses enfants lui reprochassent un jour de les avoir condamnés à une ignorance honteuse ?

Celui-là qui n'aurait pas accompli ses devoirs envers ses enfants, ne devrait-il pas craindre que plus tard ils ne s'autorisent de son exemple pour méconnaître les leurs envers lui ? Que les parents fassent, à l'exemple du gouvernement, tous les sacrifices nécessaires pour faire jouir leurs enfants des bienfaits d'une instruction qui devient de plus en plus pratique, solide et à la portée de tous.

Non-seulement les parents doivent envoyer leurs enfants à l'école et les y envoyer régulièrement, c'est-à-dire aux heures prescrites par les réglements, mais ils doivent accorder aux maîtres qu'ils ont choisis une confiance pleine et entière, convaincus qu'ils doivent être que le seul but de ces derniers est le bien de leurs élèves ; que leurs leçons, leurs conseils, les récompenses qu'ils accordent, comme aussi les rares punitions qu'ils sont parfois obligés d'infliger, ne tendent qu'à l'amélioration morale et aux progrès intellectuels de leurs jeunes élèves.

Loin de nous, sans doute, la présomption de penser que les maîtres soient infaillibles dans leurs punitions comme dans leurs récompenses. Oui ils peuvent, quoique rarement, être induits en erreur par les apparences ; mais ne serait-ce pas une erreur plus grave et plus funeste à l'avenir des enfants de croire qu'ils punissent pour des motifs légers, et sous l'impression d'un ressentiment quelconque, d'une injure reçue de l'élève ou de la famille. On ne doit donc accueillir qu'avec une prudente réserve les rapports et les plaintes. Celui qui a encouru le châtiment se dit volontiers victime d'une injuste sévérité. Il ne faut pas non plus se laisser égarer par des rapports trop souvent mensongers des autres élèves ou par une trop aveugle tendresse, et par conséquent, ne point se hâter de condamner celui qui vient collaborer de toutes ses forces avec nous, pour une si large part, à l'éducation et à l'instruction de nos enfants. Non, il ne faut pas nous dissimuler qu'il est toujours l'appréciateur le plus impartial des qualités et des défauts de ses élèves, et que, quelle que soit son affection pour eux, elle ne descend jamais, comme chez quelques parents, jusqu'à une faiblesse plus que regrettable.

Si cependant, dans une circonstance de quelque gravité, la manière d'agir du maître a lieu de nous surprendre, voyons-le, entendons-le avant de le juger, et surtout n'articulons jamais devant qui que ce soit, et surtout devant l'enfant, aucune parole de nature à ébranler son autorité, dont il a tant besoin à chaque instant, et que d'ailleurs, nous avons intérêt à consolider. Rappelons-nous sans cesse qu'il nous serait peut-être impossible de remplir sa tâche, et qu'il ne pourrait accomplir sa mission avec succès si ses élèves ne ressentaient pour lui beaucoup de ce respect mêlé d'affection qu'ils doivent aux auteurs de leurs jours.

Oui, chers lecteurs, voyons le maître de nos enfants le plus souvent possible, et si nous avons des observations à lui adresser, faisons-le convenablement, et soyons persuadé qu'il les écoutera toujours avec déférence et que, s'il le peut, il en fera son profit et celui de ses élèves et de leurs familles.

Mais ces relations fortuites ne suffiraient pourtant pas à établir entre la maison paternelle et la classe, une correspondance dont la fréquence et la régularité permettraient de nous tenir sans cesse au courant de ce qui peut entretenir notre juste sollicitude. Eh bien ! recourons à l'emploi du *petit livret*, qui fournit au maître un moyen commode et sûr de communiquer, au moins une fois par semaine, le samedi, par exemple, ses craintes comme ses espérances, les succès obtenus comme ceux qu'il croit pouvoir attendre, et de recevoir de nous en retour, le lundi, les observations et les renseignements que nous jugerons utile de lui transmettre.

En employant ce petit livret, que nous tenons à la disposition des maîtres au prix de *un franc la douzaine*, et en tenant à ce que les maîtres à qui nous avons confié nos enfants le remplissent régulièrement tous les huit jours, nous exercerons une salutaire influence sur les classes, nous faciliterons la tâche du maître et assurerons les bons résultats où doit nécessairement arriver l'éducation de nos enfants, résultats dont dépend, en grande partie, le bonheur de leur avenir. Et, comme leur bonheur est intimement attaché au nôtre, nous serons les premiers à recueillir les fruits de nos sacrifices et de la peine bien légère que nous nous serons imposée, de jeter la vue sur le livret que notre plus vif désir est de voir en usage, non-seulement dans toutes les écoles de garçons, mais encore dans celles des filles.

Les enfants doivent aussi fréquenter très-régulièrement les catéchismes et les offices de l'église. Car nous ne devons pas oublier, un seul instant de notre vie, que c'est à l'école et à l'église, que les enfants apprennent non-seulement à lire, à écrire, à compter, etc., mais ce qui est par-dessus tout, à devenir de bons citoyens, de bons fils et de bons chrétiens.

A cette occasion, nous ferons remarquer que là où se trouvent des instituteurs zélés, pleins de dévouement, on voit avec plaisir tous les enfants se rendre régulièrement en rangs à tous les offices de l'église. Sans doute il est difficile d'arriver à ce résultat à cause souvent de l'indifférence de certains parents ; mais il suffit d'une petite visite faite aux pères et mères, en temps opportun, ou d'une faible récompense accordée chaque semaine aux enfants exacts, pour réussir complètement. Et, dès que l'habitude est prise, il n'est plus besoin de faire aucune démarche ni aucune recommandation nouvelle.

Il est reconnu aujourd'hui, même dans les classes les plus nécessiteuses, que les moyens qui conduisent à l'instruction en amusant doivent être préférés, principalement dans le premier âge. On peut donc envoyer les enfants à la salle d'asile ou à la classe de très-bonne heure. Cependant, quelque forts, quelque intelligents qu'ils puissent être, ils ne devront apprendre à lire qu'à l'âge de quatre ans au plus tôt. Ordinairement, les enfants faibles, chétifs, maladifs, atteints de scrofules, ont l'intelligence qui s'éveille de bonne heure. Ces enfants ont la tête grosse, le corps débile ; il semble que l'organe intellect s'empare à lui seul de ce qui appartenait à tous. Dans ce cas, on ne saurait trop faire prendre d'exercice à ces enfants et retarder leur instruction. Ne pas imiter certaines familles, certains maîtres qui, malheureusement, s'empressent de faire apprendre à ces enfants une foule de fables, de vers, afin de produire de petits prodiges en société, où tout le monde s'é merveille, applaudit, sans se douter que ces petits succès, ces louanges enthousiastes, qu'on paiera peut-être bien cher un jour, ajoutent encore à l'ébranlement nerveux déjà trop grand, au mouvement cérébral déjà si morbidement caractérisé.

D'ailleurs, qui n'a pas vu, et cela arrive presque toujours en pareil cas, ces petits prodiges, si jeunes encore, être les plus en retard après avoir tant promis. Qui n'a pas vu de ces enfants plus grands, des adolescents qui, à quinze ans, paraissaient saturés de mémoire, d'intelligence et de science ; et qui, à vingt ans, n'étaient plus que des sots ; tandis que d'autres, de ceux-là mêmes dont on déplorait le si fâcheux retard, mais dont toute la force, toute la vigueur s'étaient produites à point, laissaient bien loin derrière eux pour le savoir, les connaissances solides qu'ils possédaient, l'énorme dose de science qu'ils s'étaient acquise, tous ces savants d'un jour qu'il fallait plaindre, loin de tant louer. Chez ces derniers, la plus petite maladie se complique, leur système nerveux est trop développé, et malgré tous les efforts de la science, toute la sollicitude dont ils sont entourés, fréquemment la tombe s'ouvre sous leurs pas et la mort les y précipite. En effet, n'entend-on pas dire souvent : il a trop d'esprit, il ne vivra pas. Eh bien ! chères mères, au lieu de pousser cet enfant dans l'instruction, retardez ces développements précoces, fortifiez le corps aux dépens de l'esprit, laissez sommeiller ce dernier le plus longtemps possible, n'oubliez pas que le fruit poussé trop vîte ne se conserve point, et vous vous épargnerez ainsi les regrets les plus amers, les plus cuisants de la vie.

Si la mère intervient dans l'instruction de ses propres enfants, et il serait bien à désirer que toutes les femmes le pussent, elle doit être patiente, réfléchie, et conformer ses leçons au degré d'intelligence de l'élève ; elle doit, comme tous les maîtres, réprimer avec modération, récompenser souvent, punir le moins possible et toujours avec calme ; car l'emportement conduit à la colère, état où l'on agit sans discernement.

Les parents doivent encore ne pas négliger d'envoyer leurs enfants aux cours d'adultes, à tous les cours enfin où il y a quelque chose de bon à apprendre ; et qui, depuis quelque temps, se répandent partout d'une manière merveilleuse, et ne peuvent manquer de donner sous peu les plus beaux résultats ; grâce à l'initiative prise par le gouvernement actuel, si bien secondé par son infatigable et savant ministre de l'instruction publique.

Politesse et civilité. — Rien n'ajoute un si beau lustre à l'ensemble de l'éducation que la politesse, la civilité, ainsi qu'un langage et des manières nobles et distinguées. La politesse nous attache, nous rend chers les uns aux autres et nous gagne les cœurs. Elle varie suivant l'âge et le caractère des personnes qui en sont l'objet. De là, une grande diversité de devoirs et de règles que les parents doivent s'appliquer à faire observer avec discernement à leurs enfants. Ils doivent leur apprendre à être toujours respectueux, et remplis de prévenances pour les personnes qui sont au-dessus d'eux ; à avoir pour leurs camarades les égards dont ils ne doivent point se dispenser les uns envers les autres ; à être affables, sans familiarité, avec les domestiques employés à leur service ; enfin, se montrer polis en toutes circonstances et envers tout le monde.

On leur apprendra, sans les faire sortir de leur simplicité naturelle, à bien parler, à bien marcher et à se présenter d'une manière convenable. On ne les laissera pas conserver trop longtemps le langage enfantin, ni l'usage de certains mots imparfaits, au delà de la première enfance. Pour les y contraindre, on les obligera à regarder les lèvres au moment où on prononcera soi-même les mots qu'ils disent mal, et on les leur fera répéter. C'est là le moyen le plus simple et le plus facile à employer pour faire changer vivement leur prononciation. On les habituera à se taire, et à ne jamais interrompre la conversation par un babil incessant, ou par des questions insignifiantes ou importunes. On réprimera sur-le-champ tout ce qui tend à les rendre désagréables, tels que les éclats de rire, les cris exagérés, les malpropretés, etc. On exigera qu'à table ils se tiennent tranquilles, mais seulement pendant le temps de prendre leur repas. On les accoutumera à n'être servis que les derniers et à ne jamais témoigner de l'avidité et de la préférence pour certains mets.

Enfin, les parents devront profiter de toutes les occasions pour faire pratiquer à leurs enfants les principes de la politesse, qui consistent principalement à baisser la voix, quand on parle à une personne supérieure ; à avoir un air modeste et une attitude convenable ; à ne pas ouvrir et fermer les portes avec bruit ; à ne pas déplacer les meubles ; à ne pas prendre de postures molles, abandonnées, décidées : en un mot, à ne pas offrir dans leur extérieur un contraste choquant avec les dispositions intérieures dont ils doivent être animés.

A l'âge de quinze ans, il est temps de leur enseigner comment, en entrant dans un appartement, ils doivent saluer les maîtres de la maison et les autres personnes, sans exception, suivant leur dignité. Comment chez soi on fait les honneurs d'une soirée ; on y reçoit les amis, les étrangers et les personnes respectables. Comment, à table, on doit placer les invités selon leur âge, leur rang, leur qualité, le degré de parenté ou d'intimité ; leur apprendre enfin à ne jamais laisser personne en peine, mais savoir dire un mot agréable, surtout à ceux qui paraissent plus délaissés, ou à les confier à quelqu'un si l'on ne peut s'en occuper soi-même.

Il faut, de plus, les habituer à savoir offrir un siége, à se déranger pour donner leur place, à se mettre eux-mêmes au dernier rang, à se bien tenir à table, à refuser convenablement ce qu'on leur offre et ne pas toujours accepter.

Il faut, enfin, exercer chez eux le goût et le tact, pour éviter d'introduire dans la conversation des sujets qui ne sont pas de nature à intéresser tout le monde ; et, à plus forte raison, à écarter adroitement ceux qui seraient de nature à déplaire, à choquer des opinions ou à causer de l'embarras à quelqu'un.

Les pères et mères doivent également tenir à ce que leurs enfants soient polis avec les domestiques. Le ton hautain et méprisant envers les personnes qui nous servent étant l'indice d'un mauvais naturel et d'une éducation manquée. Les enfants, pas plus que leurs parents, ne doivent jamais parler aux domestiques sur un ton impératif et dur, mais réclamer leurs services avec honnêteté, et remercier chaque fois qu'ils en reçoivent quelque chose. C'est là le moyen de s'en faire respecter au lieu d'en être détesté, comme il arrive trop souvent de nos jours. Nous devons nous rappeler que le domestique est, comme nous, une créature de Dieu et qu'il n'y a entre nous, souvent de différence, que la fortune, que dans ses divins secrets il a plu au Ciel de nous donner et de leur refuser.

Ce sont les bons maîtres qui font les bons domestiques, ces défenseurs de la maison dans les mauvais jours, quand nous avons su nous en faire aimer par notre justice et par les récompenses qu'ont méritées leurs services. Nous ne croyons pas inutile de dire ici quelques mots relativement à la conduite que les maîtres doivent suivre avec les personnes qui les servent, pour en être satisfaits. Chacun sait que les moyens par lesquels on peut, en général, diriger les hommes, sont la crainte, l'intérêt, le raisonnement et l'affection. De chacun de ces moyens, il faut mettre en usage ce qui est convenable par rapport aux sujets et aux circonstances.

L'exemple est sans doute le meilleur moyen pour diriger les domestiques ; du moins est-il difficile d'atteindre sans cela le but qu'on se propose. Qu'on en soit sûr, les domestiques, comme les enfants, ne seront ni propres ni rangés si on ne l'est pas ; ils ne travailleront pas assidûment si les maîtres perdent leur temps. Quiconque veut astreindre les autres à ce qu'il ne fait pas lui-même, ne paraît pas convaincu de la nécessité de ce qu'il envie ; car, l'on se conforme plus facilement aux actions que l'on voit qu'aux paroles que l'on entend.

Certains maîtres de maison envisagent la crainte, la ruse et les détours, comme étant les moyens propres à gouverner les domestiques. Cela est triste et ne produit jamais l'effet qu'ils en attendent. La meilleure manière de s'en faire obéir, c'est d'avoir avec eux une gravité douce, calme, égale, qui devient sévérité avec un sujet insouciant, grossier ou méchant, et qui est accompagnée de bonté pour celui qui est susceptible de meilleurs sentiments. Par la violence, on perd toujours quelque chose de ce respect qui facilite toute l'obéissance ; on a toujours tort, si ce n'est dans le fond, au moins dans les formes. Par la bonté mesurée, on répare l'offense que l'on aurait pu faire ; car si les méchants prennent en haine ceux qui les ont offensés et s'en repentent, les bons et les justes s'attachent davantage.

La familiarité avec les domestiques est prise pour du bavardage et de la curiosité, comme la bonté pour de la faiblesse. Il ne faut donc jamais leur faire de confidence et ne s'entretenir avec eux que sur ce qu'ils ont à faire, ou pour les consulter convenablement sur la manière dont un travail doit être entrepris. Par là, on leur rend justice de leur savoir, et en suivant leur bonne opinion, ils s'en trouvent tellement flattés qu'ils soutiennent mieux les intérêts de la maison qui leur semblent les leurs. On doit également leur montrer par de bons conseils, par des avertissements affectueux, par quelques récréations, par quelques récompenses, que l'on n'est pas dominé par l'égoïsme.

Si l'occasion se présente de les établir ou de les placer avantageusement, il faut en saisir l'occasion ; s'ils tombent malades, il faut, non les renvoyer chez eux, où ils ne trouveraient pas le nécessaire pour arriver à une prompte guérison, mais les soigner ou les faire soigner convenablement. Dans le premier cas, on retrouvera bien vîte des serviteurs heureux de remplacer les premiers ; dans le second, on se sera attaché des personnes qui seront d'autant plus dévouées qu'elles connaîtront le bien qu'on leur a fait.

Éducation des filles. — Il arrive un moment où il s'agit de savoir lequel est le mieux, ou de placer la jeune fille dans un pensionnat ou de continuer son instruction sous le toit paternel. Ce qu'il y a d'abord à observer, c'est de donner à la jeune fille une instruction en harmonie avec l'existence à laquelle elle est appelée, et aux devoirs qui l'attendent dans le monde. Trop souvent, de nos jours, beaucoup de mères abandonnent l'éducation de leurs enfants à des mains étrangères, et les chassent de la maison paternelle pour les placer dans des maisons d'éducation, où on leur apprend, bien entendu, beaucoup de choses, excepté celles, peut-être, qu'elles devraient bien savoir. Elles sauront, sans doute, se tenir droites à table, baisser les yeux à propos, saluer selon les principes ; mais y apprendront-elles l'amour de la famille ? Non, car elles ne la voient que les jours de sorties.

Observons-les ces enfants si rieuses, si aimables, si caressantes avant leur entrée à la pension ; elles sont aujourd'hui tristes, maussades ; et si leurs frères veulent les embrasser, elles rougissent et présentent leur front. Ah ! c'est que ces frères ne sont déjà plus des frères, ce sont des hommes pour elles. Qui leur a donc appris cela ? Nous n'en savons rien, mais ce que nous voulons constater, c'est que nos petites pensionnaires sont souvent peu innocentes.

L'imagination des femmes, comme celle des hommes délicatement organisés, est vive et facile à s'émouvoir ; loin de nous la pensée de vouloir étouffer cette imagination ; mais, nous croyons qu'il est nécessaire qu'elle soit bien dirigée, afin que les jeunes personnes ne soient pas domptées par elle. Et qui dirigera cette imagination dans les pensionnats ? Ce n'est assurément pas les maîtresses de pension : ces femmes généralement à la parole sèche et au grave maintien ; ce n'est certainement pas à elles que les jeunes filles iront confier leurs rêves, leurs aspirations, leurs joies et leurs chagrins.

A qui donc les confieront-elles ? si ce n'est aux autres jeunes filles, comme elles, hélas ! sans expérience, et comme elles aussi sous le charme de l'imagination. Mais alors que de secrets échangés, que de confidences faites, que de soupirs partagés ! Aussi l'imagination se développe vîte, se nourrit, grandit et s'exalte au point de devenir un défaut ; et, de cette imagination mal dirigée, naissent tous les malheurs qui poursuivent un grand nombre de femmes dans leur existence.

Outre l'imagination, il y a encore le cœur qui a besoin d'une éducation suivie jusqu'au moment où il se pourra gouverner lui-même. C'est, quand il sera en état de se connaître et de se rendre compte des impressions qu'il reçoit, qu'il n'aura plus besoin d'ordres absolus et sévères, mais seulement des conseils de la raison ; mais, pour arriver à ce but, il faut avoir vécu de la vie de famille, il faut avoir entrevu le monde, observé les hommes, afin de n'être pas subjugué par les premières impressions ou par un idéal qui se présente quelquefois sous la forme d'un homme léger, sans principes solides, qui abuse de la candeur, de l'inexpérience, parce qu'il ne les comprend pas, ou qu'il ne respecte rien.

Et pourquoi donc s'effrayer de mettre les jeunes filles en contact avec le monde ? Pourquoi les empêcher de voir et d'observer ? Oh ! si elles étaient seules, nous craindrions certainement pour elles les dangers d'une semblable éducation ; mais avec leurs mères, ne sont-elles pas en sureté ; mais, au sein de la famille ne sont-elles pas sauvegardées ? En Angleterre, les jeunes filles jouissent d'une liberté très-grande ; est-ce à dire pour cela que les Anglaises sont moins vertueuses que nos Françaises. Nous ne voulons pas ici établir de chiffres ; car nous craindrions que notre honneur national eût trop à souffrir.

Cette liberté n'est pas dans nos mœurs, nous dira-t-on, elle paraîtrait monstreuse, et la pudeur de nos jeunes vierges s'en effaroucherait bien vîte ; mais qu'appelle-t-on donc pudeur chez les jeunes filles ? Est-ce la rougeur qui monte à leur front quand un homme leur adresse la parole, ou ces minauderies ridicules qui réussissent si bien quand quelqu'un fixe ses regards sur elles ?

L'innocence n'a pas à baisser les yeux ni à rougir ; laissons-les donc être naturelles, et n'en faisons pas de ces petites pincées, de ces petites bégueules qui n'osent même pas embrasser leur frère, parce qu'il porte moustache. Apprenons-leur, au contraire, à regarder en face sans effronterie comme aussi sans fausse honte.

Nous disons donc que l'éducation des jeunes filles doit être confiée aux mères et non à des personnes étrangères ; et qu'elle doit se composer de deux choses principales : la culture de l'esprit et la culture du cœur. Mais si, pour des raisons sérieuses, les mères ne peuvent conserver leurs enfants près d'elles, il est inutile de leur recommander de se livrer à l'enquête la plus rigoureuse pour choisir la maison où elles devront les placer. Si enfin, on est obligé de recourir aux leçons particulières, nous supplions les parents de ne jamais, sous aucun prétexte, les leur faire donner par un homme.

De nos jours, il faut que la compagne de l'homme, son associée dans les difficultés et les luttes de la vie, sachent lire, écrire, compter et même un peu plus. Car, n'est-il pas déplorable à noter que beaucoup de femmes ne savent même pas lire, et ne peuvent rien apprendre à leurs enfants. Qui ignore donc que lorsqu'on ne sait pas lire, on ignore également d'excellentes choses ? Est-ce que l'instruction, qui rend l'homme meilleur et plus intelligent, serait nuisible à la femme. Nous ne le croyons pas, et nous faisons même des vœux bien sincères pour qu'un abus semblable cesse au plus vîte. C'est ce à quoi tendent les efforts du Gouvernement et nous l'en remercions. Fasse le Ciel que dans quelques années les femmes soient plus instruites qu'elles ne le sont généralement, et les enfants seront mieux élevés, les mœurs s'adouciront et le genre humain aura fait un grand pas. La femme n'a-t-elle pas d'ailleurs parfois des intérêts à débattre, des biens à régir? et n'est-ce pas elle qui doit veiller à l'administration de la maison. Elle doit donc être instruite ; qu'on n'aille pas chercher à entraver l'élan que l'on veut donner à l'instruction des femmes. Est-ce que, par exemple, nous avons plus à nous plaindre actuellement des femmes instruites que des femmes ignorantes. C'est le contraire qui a lieu, ce nous semble. Nous ne dirons pas qu'il faut à la femme, en général, une instruction supérieure, mais nous sommes persuadé que dans l'intérêt de la famille, comme dans celui de la société toute entière, toutes les femmes, sans exception, ont besoin de recevoir une bonne instruction élémentaire, et qu'il est bien à désirer de ne plus voir écrire le verbe aimer avec un *h*, dire que Henri IV est *un roi d'Es-pagne*, que Saint-Pétersbourg est *en Afrique*, etc., etc. Il faut donc à la femme, nous le répétons, des notions sérieuses de grammaire, d'histoire, d'arithmétique, de couture, de culture potagère, etc., etc., c'est-à-dire tout ce qu'il faut pour ne pas être ignorante, mais pour devenir une bonne et intelligente mère de famille.

Les parents, quel que soit leur degré de fortune, devront faire apprendre à leurs jeunes filles, tout ce qui contribue à rendre une femme propre à se suffire à elle-même, et tout ce qui éloigne l'oisiveté, cette ennemie redoutable de la vertu. Non-seulement elle doit recevoir une certaine instruction, mais il faut qu'elle sache coudre, faire des reprises, laver, repasser, tricoter, etc. En un mot, elle doit savoir faire tout ce que réclame un ménage et ce qui doit la vêtir. Il serait même prudent de conduire l'apprentissage d'une fille, pour un travail quelconque, à une perfection telle qu'elle puisse s'en faire une véritable ressource dans l'adversité. Il faut également, bien entendu, entretenir chez les jeunes filles, les habitudes de propreté, de modestie, de piété et ne pas permettre le moindre oubli que la religion nous impose.

Lectures. — Les meilleurs livres dans lesquels la femme doit s'instruire sont les livres du cœur, de l'esprit et de la raison. Et pour que cette instruction soit profitable aux êtres qui l'entourent, il faut que son cœur soit resté pur, que son esprit et sa raison n'aient pas été faussés par des données absurdes, par des théories dangereuses et surtout par des études arides qui dessèchent les plus belles facultés de l'âme.

On ne saurait contester que la lecture exerce une grande influence sur l'esprit et le cœur de l'homme ; et, quoiqu'il puisse en coûter à notre orgueil de l'avouer, nous prenons presque tous, nos idées dans les livres que nous lisons. Les écrivains que nous aimons et avec lesquels nous entretenons le commerce si doux, mais parfois si dangereux, de lecteur à auteur, disposent de nos sentiments, étouffent les uns, développent les autres. Ils nous renouvellent pour le bien ou pour le mal ; et, aux époques mêmes où les lettres sont le plus discréditées, nous sommes certainement ce qu'il plaît aux écrivains de faire de nous. Aussi, est-ce pour éviter les lectures des mauvais écrivains que le Gouvernement, dans sa louable sollicitude pour tout ce qui touche à nos véritables intérêts, favorise de tout son pouvoir les bibliothèques communales, où se trouvent presque partout aujourd'hui des ouvrages variés, judicieusement choisis que chacun peut se procurer avec la plus grande facilité, et compléter ainsi chaque jour l'instruction qu'il a reçue dans nos écoles.

Remarquons, en passant, que s'il est difficile au père de famille de regarder comme un ennemi personnel l'auteur d'un mauvais livre, on avouera qu'il est impossible de ne pas regarder comme un père, comme une mère dénaturés, les parents qui, au lieu d'éloigner de leurs enfants les livres qui sont capables de les pervertir, sont les premiers à tendre des pièges à leur innocence, par des conversations sans réserve ou à double sens. Ce qui a lieu journellement à la campagne principalement, et même en famille, pendant les longues soirées d'hiver qu'ils devraient employer à de bonnes, salutaires et instructives lectures qu'aujourd'hui, nous le répétons, on peut facilement se procurer, en recourant aux bibliothèques populaires, établies presque dans toutes les localités.

La vaine excuse que les enfants ne comprennent pas ces livres impies ou immoraux que l'on tient, dit-on, soigneusement renfermés, ne saurait absoudre les parents de leur coupable imprudence ; car l'on peut être certain que les enfants dont l'intelligence, aujourd'hui, est exercée de meilleure heure, et par conséquent plus précoce qu'autrefois, comprennent plus facilement qu'on ne le pense. Que s'il existe un mauvais livre dans la famille, il tombe, tôt ou tard, entre leurs mains. On aura beau le cacher, ils finiront par le découvrir ; et l'auront même lu avant qu'on en ait conçu la moindre crainte. Sur cent personnes qui gardent chez elles de mauvais livres, et qui affirment que leurs enfants n'y touchent pas, on peut être assuré que quatre-vingt-dix-neuf sont dupes de leur aveugle confiance, et qu'elles changent ainsi, sans s'en douter, le foyer domestique en un foyer de corruption.

Nous ne saurions donc trop supplier les parents, dans leur propre intérêt, dans celui de leurs enfants et celui de la société toute entière, de détruire par tous les moyens possibles, ces ouvrages détestables; de n'en point laisser de traces dans leur maison et surtout d'écarter avec soin, de leurs enfants, ces romans, ces recueils périodiques dont le triste mérite est de propager de scandaleuses nouvelles, de mettre en scène des aventures passionnées, de publier des écrits licencieux auxquels l'art du dessin ou de la gravure vient ajouter un nouveau danger. L'imprudence de certains parents va si loin que, dans bon nombre de familles, c'est un enfant qui est chargé de la lecture de tous ces mauvais livres, tandis qu'un cercle avide écoute sans se douter nullement de ce qui se passe dans l'imagination du petit et savant lecteur.

Loin de favoriser, chez les jeunes filles, l'amour de la lecture des feuilletons et des romans, de ces chansons qu'on vend aux foires et aux marchés, la mère s'y opposera formellement et ne permettra que la lecture des livres de morale, d'actions édifiantes, d'histoire, de géographie, etc., etc.

Mariage. — De tous les actes de la vie, le mariage est assurément le plus important et le plus sérieux. C'est cependant celui qui souvent se fait le plus légèrement. Sans doute, il est difficile de donner des conseils bien précis dans une question si délicate; cependant, nous allons essayer d'en donner quelques-uns : certainement les rapports d'âge, de fortune, de rang et de sympathie dans les goûts semblent, au premier abord, offrir toutes les garanties d'une heureuse union ; mais l'expérience prouve qu'on est souvent déçu. S'il est vrai de dire que l'amitié s'en va et que la faim vient ; il n'est pas moins vrai de dire aussi que l'union de deux cœurs console de tout et que l'homme qui a des *bras*, des mœurs et qui aime sa famille sait toujours accomplir de grandes choses.

Il est nécessaire, bien entendu, que les parents s'occupent sérieusement de toutes les choses qui doivent assurer l'aisance dans le futur ménage ; mais ils doivent surtout voir si les époux se conviennent réellement ; car si la fortune rend heureux, elle peut, ce qui arrive souvent, se perdre ; et alors qui pensera à la refaire ? qui aura foi dans le travail ? la fermeté dans le malheur, la fidélité dans le dévouement ? Où puiser cette force qui résiste à tous les événements, cette force qui encourage, qui soutient et qui finit toujours par sortir victorieuse de la lutte ? Ne la cherchons pas dans ces mariages imposés par les parents, car l'amitié, cet enfant qui léverait des mondes, n'y est pas entré.

A notre avis, il faut que les époux aient un âge proportionné entre eux ; que l'homme ait de quatre à six années de plus que la femme. Six années de différence ; voilà la dernière limite qui nous semble raisonnable. Mais honte aux parents assez faibles, nous dirons plus, assez indignes, quelles que soient les raisons qu'ils aient à faire valoir, pour jeter leurs filles dans les bras de ces céladons corrompus, de ces vieillards impurs, arrivés par nous ne savons quel chemin de fer, et dont les paroles d'amitié ressemblent au hoquet des moribonds. Unions qui malheureusement, et trop souvent dans notre époque toute positive, ont pour épilogue : la séparation, la police correctionnelle ou la Cour d'assises. Ne serait-il pas plus avantageux de revenir à la vieille coutume, qu'ont détruite les chemins de fer, de se marier dans son pays ou à peu près. Dans ce temps-là, les familles se connaissaient et savaient quel était leur état de fortune et d'honorabilité ; les enfants étaient habitués à se voir, à se comprendre et à se rencontrer depuis l'enfance. Aujourd'hui, ce n'est plus cela, on se marie presque avec le premier venu, sans le connaître. Aussi croyons-nous devoir recommander aux parents de se défier de ces mariages souvent avantageux, de ces *excellentes affaires*, où l'amitié n'entre pour rien et que trouvent des amis complaisants et peu scrupuleux ; il y a presque toujours *quelque chose* là-dessous ; nous leur dirons encore de bien réfléchir à ce vieux proverbe qui nous avertit de ne mettre dans notre parc que l'herbe que nous connaissons. Il est donc indispensable que la famille sache bien à quel homme elle confie son enfant, car indépendamment de la fortune et de l'honorabilité, il y a encore d'autres choses qu'il faut étudier : le caractère et le cœur. Il faudrait de plus, comme nous l'avons déjà dit, que les jeunes filles aient une plus grande connaissance du monde, afin qu'elles puissent voir, observer, juger et connaître les hommes avant d'en choisir un.

Dans tous les cas, la mère devra obtenir de sa fille une confiance sans bornes ; l'entretenir de suite, même avant que les prétendants ne se présentent, des conditions qui peuvent rendre son choix plus parfait ainsi que des malheurs incalculables d'une union mal assortie. D'un autre côté, nous conseillons à la jeune fille de ne pas se contenter des aveux qui pourraient lui être faits en secret ; mais exiger qu'ils soient soumis de suite à ses parents, afin que leur assentiment vienne encourager le sien.

Les parents ne doivent admettre une certaine intimité entre les jeunes gens que lorsque la demande en mariage est faite, et qu'ils sont suffisamment renseignés sur la position sociale, la moralité, les antécédents du futur époux et de sa famille.

C'est après la célébration du mariage que commence pour la femme cette vie d'abnégation qui la voue toute entière à son époux, à ses enfants, à son mariage. Elle s'efforcera donc à affermir l'affection et l'estime réciproques, ainsi qu'à prévenir tous les troubles domestiques. « Une maison à régir, dit Fénélon, un mari à rendre heureux, des enfants à bien élever, voilà les obligations des femmes. » Et, pour atteindre ce but, elle n'aura qu'à remplir religieusement le rôle qui lui est assigné dans la famille. Elle se rappellera qu'un ménage est toujours florissant, quel que soit le degré de fortune, si la femme se fait une loi d'en surveiller les moindres attributions. Elle montrera de la douceur et de la soumission, parce que ces deux conditions sont indispensables au repos domestique. Elle ne négligera pas les autres devoirs pour faire de sa toilette son unique occupation ; sa tenue déposera certainement en faveur de son goût, de sa propreté et de sa modestie. Ce qu'elle doit avoir à cœur surtout de garder intact, c'est sa réputation. Car il ne suffit pas d'avoir une conduite irréprochable par le fait, il faut encore que les apparences puissent le persuader à tous. Elle ne fréquentera donc jamais des personnes à conduite douteuse.

La femme doit être pieuse, la religion est la sauvegarde de la vertu, la source des plus pures joies et des plus douces consolations. Elle observera avec régularité les pratiques que l'église commande, sans toutefois y apporter un excès de zèle qui la ferait négliger les soins que réclame son ménage. Si elle peut aller à la messe, qu'elle le fasse ; mais qu'elle ne choisisse pas l'heure où l'on va prier dans la chapelle pour se faire voir, et qu'elle ne profite pas de ce prétexte religieux pour écraser, par une mise luxueuse, les autres femmes agenouillées auprès d'elle. Qu'elle s'abstienne surtout de faire comme ces femmes hypocrites qui courent les sermons, les confréries, et qui, rentrées chez elles, deviennent de vrais démons de méchanceté, de mauvaise humeur, méprisent tout ce qu'elles voient et tout ce qui les entoure. Mais qu'elle copie, autant que possible, cette bonne sœur de charité, cette femme supérieure à toutes les femmes, qui brille par sa charité, son zèle, son dévouement, sa beauté, ses grâces et son esprit dans le monde. Pense-t-elle que celle-ci quitterait le lit du malade auquel elle consacre ses nuits et ses jours pour aller dans les églises, revêtue de soie et de dentelles, accomplir ses devoirs de religion ? Non, assurément. Ces devoirs, elle les remplit en calmant la souffrance, en soulageant la douleur, en donnant au corps les soins physiques et les consolations morales.

La femme doit donc être, dans l'intérieur de la maison le soutien de ses parents, quand elle est jeune fille ; la compagne indulgente et soumise de son époux, quand elle est mariée ; l'ange tutélaire de ses enfants, quand elle est mère. Voilà la véritable religion de la femme. C'est par la religion que les difficultés incessantes de la vie doivent être supportées, par elle que le mal doit être combattu ; mais pour cela, il faut que cette religion ne soit ni de l'afféterie, ni de l'hypocrisie, ni du fanatisme, ni de l'enthousiasme. Ce qui cependant arrive le plus généralement, et la raison, la raison véritable, c'est que la femme n'a pas suffisamment reçu d'instruction ou qu'elle a été mal élevée.

La femme doit savoir que l'homme se fait avec elle un grand enfant qu'elle ferait jouer à la poupée si elle savait s'y prendre. Si donc elle est malheureuse, elle ne doit s'en prendre qu'à elle ; c'est elle qui forme le caractère de l'homme. Qu'elle ne se plaigne donc pas ; car, si elle laisse partir ce cœur qui avait voulu se lier au sien, c'est qu'elle n'a pas su le comprendre, c'est qu'elle ne l'a pas voulu. Sans doute, les goûts de l'homme sont souvent incompatibles avec ceux de la femme, mais que cette dernière se rappelle sa mission et elle ne tardera pas à ramener à elle, à la raison, au bien celui qui s'en serait écarté.

L'homme, avant tout, veut être cru fort. Au moral comme au physique, il fait tout pour le paraître. Il ne veut pas qu'on le croie sensible ; et quand il pleure, il se détourne pour qu'on ne le surprenne pas. Il cache sa sensibilité sous une rude écorce qu'il cherche à rendre impénétrable. Sa voix, il la fait sonore et éclatante pour commander ; son bras, il le raidit vigoureusement pour montrer qu'il peut attaquer et se défendre. Ses yeux, il les roule avec des éclairs étranges pour montrer qu'il peut effrayer ; rien ne peut le soumettre, il est inflexible, il est invulnérable... il ne veut pas qu'on lui résiste, il a sa volonté, volonté de fer que rien ne peut briser, pense-t-il ; mais peu à peu, sans qu'il s'en aperçoive, sans secousse, doucement, bien doucement, sa sensibilité n'est plus honteuse, sa voix n'a plus un timbre si impératif, ses yeux sont devenus plus doux. Et qui a fait courber la tête à cet orgueilleux, de ce fort, à moins qu'il ne soit un monstre. La femme ! oui la femme et seulement avec son amabilité, sa douceur, son amitié, sa patience, son raisonnement, sa franchise et sa persévérance.

La destination de la femme, dit J.-J. Rousseau, est de plaire aux hommes, de leur être utile. Se faire aimer et honorer d'eux, les élever jeunes, les soigner grands, les conseiller, les consoler, leur rendre la vie agréable et douce ; voilà les devoirs de la femme dans tous les temps et ce qu'on doit lui apprendre dans son enfance.

Sans la femme, l'homme serait rude, âpre et d'un caractère opiniâtre : son cœur serait fermé à tout sentiment de charité, et souvent il ferait preuve de dureté ; les germes les plus délicats de son être resteraient alors sans aucun développement, semblables aux grappes de raisin exposées au nord de la colline qu'un rayon de soleil n'est pas venu dorer pour les rendre à pleine maturité et agréable au goût. Privé du commerce charmant de la femme, l'homme peut devenir savant, artiste, philosophe, mais il ne sera jamais ce qu'il devrait être.

Tant de maux nous assiègent ici-bas, dit M. de Saint-Prosper, que nul ne parviendrait au terme de sa carrière, si des consolations continuelles ne nous étaient prodiguées. L'homme aime surtout à tourner son pouvoir contre l'homme, il l'attaque dans ses sentiments, le persécute dans ses affections et l'outrage dans ses opinions ; enfin il le tyrannise avec délices ; c'est sa victime d'élite. Mais alors intervient la femme. Pour sentir la douleur, elle n'a pas besoin d'en faire la tardive expérience ; toute adversité qu'elle aperçoit devient aussitôt la sienne. Les caresses qui soulagent, les paroles qui touchent, les prévenances qui émeuvent, les secrets qui consolent, elle les possède d'instinct. Il faut que la douleur qu'elle approche cède ou fléchisse, et quand elle ne peut lui offrir l'unique secours qu'elle invoque, elle l'adoucit par sa compassion.

Quiconque souffre prend aussitôt place pour la femme au premier rang ; pour son cœur toute douleur est noble. Les enfants en bas âge, les enfants abandonnés, les vieillards sans ressources, les jeunes femmes sans soutien, forment en tout pays la famille de son choix ; on lui appartient dès qu'on a besoin d'elle. Mais ce dévouement de charité lui est devenu si ordinaire, qu'il passe confondu dans les autres habitudes de la vie.

Pour nous, nous l'avouons, la femme, à certains égards, nous paraît digne d'une admiration sans réserve. Jetée au milieu de nos fureurs, de nos passions, elle les captive et les endort. Par les soins qu'elle invente, les rapports de la vie deviennent tous aimables et doux. La première, elle encourage le génie, le couvre de sa protection, et le prenant par la main, écarte les obstacles qui l'arrêtent.

C'est par elle que, dans toutes les classes de la société, les sentiments nobles et généreux s'acclimatent, et que les procédés délicats se naturalisent et s'étendent. C'est à elle que l'on doit la douceur, la bonté et tout ce qui lui est attaché dans la vie.

Que deviendrait le monde, nous le demandons, si, durant vingt-quatre heures, les vertus de la femme s'en retiraient ? Que de maux sans pitié, que d'angoisses sans consolation ! Alors nul soulagement ne défendrait du désespoir : seul, on serait trop faible. Pour résister même aux adversités, aux contrariétés de tous les jours, il faut que la femme nous soutienne et nous appuie. Enfin, la femme, pour nous mettre au monde, souffre jusqu'à la mort. Elle nous ravit à tous les périls de l'enfance, dirige nos penchants et nous donne cette éducation du cœur qui, plus tard, multiplie autour de nous tous les attachements. Et, lorsque comme fille, mère et épouse, elle a rempli tant de devoirs, nous la retrouvons, au moment suprême, pour adoucir des maux dont cette fois il ne lui est pas permis de triompher.

On ne peut le jour la détacher de notre chevet, et la nuit, immobile et respirant à peine, elle nous veille. Seule, elle panse nos plaies, et ses soins suspendent nos douleurs. Les larmes l'étouffent, elle les arrête ; et, pour tromper nos inquiétudes, elle commande à ses lèvres de nous sourire.

L'homme s'affaiblit de plus en plus, il glisse dans la mort et le sent. Alors il se tourne vers sa compagne, la cherche, la rencontre et tombe s'appuyant sur elle : il en a besoin même pour mourir !

Il peut arriver que les fautes du mari viennent empoisonner la vie conjugale : que la femme se souvienne alors qu'il y a bien des fautes dont un mari se rend coupable, sans que son cœur soit complice ; que ces fautes peuvent être commises sans qu'il y ait péril pour la prospérité de la famille ; et que, plus est dangereuse la route dans laquelle marche l'époux, plus elle lui doit témoigner d'amitié ; plus il s'éloigne d'elle plus elle devra se rapprocher de lui ; qu'enfin, quels que soient les reproches encourus par le coupable, il est de son plus grand intérêt et de celui de ses enfants d'oublier et de pardonner. Nous lui conseillons surtout de fermer l'oreille aux paroles de ceux qui lui insinuent qu'elle est trop faible avec son mari, et, qui lui conseillent des moyens rigoureux dont toujours elle supporte les tristes conséquences la première.

En tout état de choses, l'infidélité de l'homme ne pourra jamais justifier l'infidélité de la femme ; si cette infidélité est chez l'homme une faute très-répréhensible, elle devient un crime chez la femme ; car le premier peut réparer le mal qu'il a fait par le repentir, tandis que chez la seconde, le mal est irréparable et entraîne parfois les conséquences les plus désastreuses pour la famille. Lors même que d'autres griefs encore rendraient la vie commune insupportable, la femme agirait sagement en évitant ces séparations publiques, scandaleuses, qui entâchent les deux époux et ternissent pour toujours l'avenir de leurs enfants. Nous ne saurions d'ailleurs trop répéter que la femme mariée a mille moyens d'acquérir et de conserver l'affection de son mari ; et, nous pouvons dire, sans craindre d'être démenti, qu'elle peut presque l'impossible si elle est vraiment femme, si elle est instruite, si elle aime, si elle croit et si surtout elle est vertueuse.

Dieu permet quelquefois qu'au milieu des joies de l'union la plus heureuse, l'un des deux époux soit arraché à l'amour de l'autre, aux obligations qui le rendent nécessaire à ses enfants. Si c'est à la femme qu'incombe la tâche pénible et difficile de gérer les affaires de la famille et de veiller à l'éducation des enfants, il n'est pas surprenant qu'elle recule devant les difficultés qui se présentent et se décide à se remarier, ce que nous ne lui conseillons pas ; mais, si elle le fait, elle devra, aidée non d'un de ses parents, mais d'un de ces hommes de bien, toujours disposés à être utiles, bien assurer à l'avance le sort des enfants qu'elle aura eus de son premier mariage.

Bien des femmes ont le courage d'accepter et d'accomplir la tâche que leur laisse la mort de leurs maris, c'est-à-dire, l'éducation et l'avenir de leurs enfants. Comme nous nous sommes occupé de l'éducation des filles nous allons dire un mot de celle des garçons.

La mère donnera la plus grande liberté au développement des forces physiques de ses fils, et n'exigera d'eux que peu de travail pendant leurs premières années ; mais elle étudiera avec soin et persévérance la nature de leurs inclinations afin de bien connaître leur caractère. Tout ce qu'elle verra faire de mal ou de répréhensible, elle le blâmera et punira tout en tempérant sa fermeté par une indulgence opportune et une douceur encourageante ; elle sera impitoyable pour le menteur, le gourmand, le paresseux, l'indocile et elle ne se laissera pas désarmer par les larmes ; car, les défauts des enfants n'ayant pas été réprimés de bonne heure, prennent, avec l'âge, un développement effrayant et peuvent avoir les résultats les plus déplorables. Elle exigera donc que ses enfants soient soumis, respectueux et studieux, et elle ne souffrira en eux ni emportements ni caprices. Plus tard, soit qu'elle adopte l'éducation du collége ou du lycée, soit qu'elle les élève auprès d'elle, elle les éclairera toutes les fois que l'occasion se présentera, sur le positif de la vie pratique afin de leur faire voir, de leurs propres yeux, l'avantage d'une vie régulière ; elle leur imprimera, par son exemple, la considération pour le travail, l'amour du prochain et de Dieu, ainsi que la scrupuleuse pratique des vertus.

Ce sont les précepteurs qui font les hommes instruits ; ce sont les parents qui font les honnêtes gens. La mère aura donc bien soin de mettre de bonne heure son fils au courant de ses affaires, quelles qu'elles soient, ainsi que des nécessités de la vie pratique, afin qu'il puisse tenir tête à toutes les chances de la fortune. Il est bien rare qu'un enfant à qui on a confié, même dès le bas-âge, ses joies ou ses embarras, devienne plus tard un débauché, un prodige. Nous avons déjà dit que l'habitude est une seconde nature ; eh bien, habituons donc nos enfants à comprendre les nombreuses difficultés que nous rencontrons à chaque instant. Nous les prémunirons ainsi contre les dangers qu'ils ne tarderont pas à rencontrer. Faisons-leur voir aussi que de leur bonne ou mauvaise conduite dépendra leur bonheur ou leur malheur, ainsi que le nôtre.

Le choix d'un état pour son fils préoccupera la mère pendant l'instruction qu'elle lui fera donner ; elle sait qu'il ignore le plus ordinairement l'état qu'il devra embrasser. C'est donc à elle à lui en donner l'idée, à l'encourager dans ses études, appropriées à l'avenir qu'elle lui destine. Si elle est embarrassée, nous la prions de recourir aux lumières de ceux qui ont instruit son enfant, l'instituteur et le ministre de sa paroisse, par exemple. Elle le dirigera dans les professions les moins encombrées et où s'offrent le plus de chances de réussite. A la campagne, nous lui conseillerons de le mettre agriculteur. L'agriculture bien entendue, bien comprise, est certainement appelée, de nos jours surtout, à procurer le bien-être à celui qui la dirige convenablement, en même temps qu'elle met sa fortune à l'abri des revers que l'on rencontre trop souvent dans le commerce et l'industrie.

Lorsque la mère aura fait choix de la profession qu'elle destine à son fils, elle lui fera connaître ses intentions formelles, et elle écartera soigneusement tout ce qui tendrait à le détourner du but qu'elle désire lui voir atteindre. De cette manière, le fils ne sera pas tenté de prendre, par vanité, un état où le défaut de fortune le ferait échouer. Si un jeune homme recevait toujours l'instruction professionnelle, spéciale et positive que chaque mère doit donner à ses enfants, le nombre des jeunes gens qui vivent misérablement pour s'être mépris sur leurs facultés serait moins grand. Et, quel est le sort de la plupart de ces jeunes gens auxquels, après leurs études faites, les parents ne peuvent assurer une existence indépendante de leur profession, au moins pendant quatre ou cinq ans ? Ils se trouvent séparés de la foule par leur instruction, éloignés des rangs supérieurs par leur manque de fortune, écrasés dans leur sphère par de trop nombreuses rivalités, et contraints de se montrer sous les dehors de l'aisance, par un dernier sentiment de convenance à l'égard de l'éducation qu'ils ont reçue.

Ces malheureux jeunes gens, s'ils sont ambitieux, capables, courageux, ne se voient d'autre avenir que dans les bouleversements sociaux ; s'ils sont laborieux et modestes, ils se résignent à accepter de minces emplois, moins rétribués que les gens à gage. Nous répéterons donc sans cesse aux parents de faire donner une instruction solide à leurs enfants ; mais de ne pas les exposer à une carrière où les chances de succès ne sont pas proportionnés aux obstacles à franchir ; car nous sommes persuadé que les enfants, même sans fortune, sont mille fois plus heureux d'exercer la profession de leurs pères qu'une autre qu'ils croient plus facile et moins fatiguante, mais où ils ne trouvent le plus souvent que déceptions et déboires. Nous dirons encore, au moment où chacun s'empresse d'émigrer vers les villes, que la campagne est mille fois préférable sous tous les rapports. On y est, en effet, plus libre, plus indépendant, plus heureux ; on y respire un meilleur air, on se porte mieux ; et, quand on est intelligent, on y peut se procurer de douces et lucratives jouissances et un bien-être qu'on ne connaît pas à la ville ; soit en s'occupant, dans les moments de loisir, d'arboriculture, d'apiculture, etc., etc. A la ville, on porte de plus beaux habits, il est vrai, mais c'est là la seule, la triste et unique satisfaction.

L'agriculteur doit savoir lire, écrire, calculer, dessiner, connaître la tenue des livres, afin de mettre de l'ordre dans l'administration de ses biens ; il doit étudier sans cesse les améliorations que d'autres tentent, et les appliquer judicieusement en grand dès qu'il est certain de leurs bons effets ; il doit aussi savoir distinguer les différentes espèces de terrain qui composent son domaine, les meilleurs assolements à donner, les meilleurs instruments aratoires et les divers animaux et végétaux qui sont les plus susceptibles de lui donner de bons produits ; il doit également avoir des notions précises sur l'horticulture, la viticulture, la sylviculture, l'apiculture, l'éducation et l'engrais des animaux, ainsi que sur la composition des engrais artificiels. A cet effet, nous donnerons, dans le cours de notre ouvrage, toutes les connaissances les plus simples, mais aussi les meilleures, que nous connaissons relativement à la belle profession d'agriculteur.

Le commerçant qui ne saurait ni lire, ni écrire, ni calculer, ni tenir ses livres, que deviendrait-il ? Il lui serait simplement impossible de faire le commerce. Il faut donc qu'il cherche à acquérir, serait-il même dans un âge mûr, les connaissances qui lui sont indispensables. Il lui suffira d'apporter de la bonne volonté et de recourir, en mettant l'orgueil un peu de côté, à ces cours établis aujourd'hui jusque dans le plus simple hameau.

On sait que l'homme instruit est plus intelligent que l'homme illettré, qu'il comprend mieux tout ce qui se passe autour de lui, qu'il sait mieux maîtriser ses passions et qu'il peut, malgré des revers, se suffire à lui-même. Il faut donc encore une fois que les parents s'imposent les sacrifices nécessaires pour que leurs enfants sachent bien tenir leurs affaires en règle, éviter les embarras qui se présenteront à tout instant, s'épargner les démarches coûteuses, et se procurer dans l'étude des remèdes sûrs contre l'ennui, le chagrin et le malheur.

Plus un fils approche de l'âge où commence, en quelque sorte, son émancipation, plus aussi une mère doit multiplier ses conseils et redoubler de vigilance ; car alors se manifestera en lui des passions dont il est essentiel de diriger le premier essor. Elle doit l'éclairer sur l'emploi de son temps, sur la valeur de l'argent, sur les conséquences fatales des mauvaises habitudes qui se contractent à cet âge ; le mettre en garde contre les idées fausses et subversives de certaines utopies répandues par la mauvaise presse et des hommes mal fâmés ; le détourner avec précaution de toutes les relations qui peuvent égarer son esprit et pervertir ses sentiments ; elle doit, en un mot, ne perdre aucune occasion propre à lui rappeler tout ce qu'une piété *sincère* donne de force, de résignation et de consolation, pour supporter les contrariétés inséparables de la vie.

Quand il s'agira du mariage de son fils, elle se rappellera les conseils que nous avons donnés pour la fille ; et, lorsque pendant toute sa vie, elle aura rempli religieusement tous ses devoirs de jeune fille, d'épouse et de mère, l'état de repos que lui aura laissé les années de l'établissement de ses enfants sera égayé par leur amour et leur reconnaissance. Elle n'aura donc plus qu'à s'occuper de régler de la manière la plus agréable pour elle l'emploi de ses journées ; et elle verra ainsi arriver le terme de son existence, sinon avec plaisir, du moins avec résignation et sérénité.

La femme âgée qui possède quelque bien, quelque fortune, s'en réservera l'administration, lors même qu'elle vivrait avec ses enfants ; et, si elle se voit obligée d'accepter telle ou telle disposition de ses biens, elle devra, au préalable, consulter des personnes éclairées, probes et reconnues honorables et équitables par tous. Jamais, et sous aucun prétexte, elle n'aura recours à ces hommes avares, égoïstes, injustes, fourbes, inhumains, haineux, immoraux, intrigants, fripons, mêle-tout, usuriers, hypocrites, à paroles mielleuses et insinuantes, qui cherchent à s'immiscer dans toutes les affaires, à ces conciliateurs intéressés de village ; à ces hommes au regard fauve, à figure usée par les passions et qui n'ont presque plus forme humaine, dont les conseils perfides et injustes divisent les familles à jamais en y jetant le venin de la discorde et de la haine ; à ces hommes enfin qui ne reculent pas devant le mensonge et le faux témoignage, et qui font un dieu de l'argent qu'ils se sont appropriés, n'importe par quels moyens, mais qu'ils devront bientôt abandonner, les malheureux, à des héritiers qui déjà les méprisent au fond du cœur, même pendant leur triste, misérable et méprisable existence. Jamais, non plus, elle n'abandonnera ce qu'elle possède à des étrangers, quel que soit, d'ailleurs, le manteau dont ils se couvriraient pour l'obtenir.

Si, enfin, elle se décide à faire un testament, elle ne le fera pas olographe, à cause des matières à procès que ces actes fournissent généralement ; mais elle s'adressera à un notaire honorable qui, pour de faibles honoraires, ne manquera pas de lui adresser toutes les observations dictées par sa loyauté, son expérience ; lui rédigera un acte authentique qui ne donnera lieu à aucune contestation, et évitera la consommation du legs en frais de pure perte.

Nous nous résumons en disant à nos bons lecteurs : élevez vos enfants d'après nos principes, donnez-leur à tous indistinctement l'instruction et l'éducation qui leur sont nécessaires pour se mouvoir à l'aise dans le cercle de la société ; montrez-leur l'exemple d'une piété vraie et sincère ; initiez-les de bonne heure aux affaires compliquées de la vie ; prémunissez-les contre les dangers nombreux qui les attendent et pour leur conduite et pour leurs affaires ; laissez devenir bon et intelligent ouvrier celui qui n'aurait fait qu'un mauvais avocat ; mariez-les à des personnes de cœur, laborieuses et honorables ; répétez-leur sans cesse que le travail est la tâche de l'homme ici-bas, qu'il amène à sa suite les aises, l'abondance, la considération ; qu'il rend le corps et l'âme capables des plus grandes choses ; tandis que la paresse, l'oisiveté, rendent tout difficile, annoncent un cœur indifférent et conduisent toujours à la pauvreté, à la misère et à leurs funestes conséquences ; rappelez-leur souvent que la terre renferme des trésors immenses pour quiconque la travaille avec courage et intelligence. Soyez équitables surtout dans la disposition de vos biens envers tous vos héritiers, sans exception, mais principalement à l'égard de vos enfants, qui ne vous pardonneraient jamais d'avoir favorisé l'un au détriment de l'autre.

Alors, vous vous serez acquitté convenablement de la mission que le Ciel vous avait confiée, vous nous aurez largement récompensé de nos travaux, de nos veilles, des longues heures que nous avons dérobées à notre repos de chaque jour ; vous vous serez préparé à vous-mêmes une existence heureuse, ainsi qu'à vos enfants, et vous pourrez attendre en toute sécurité les joies, les jouissances, les récompenses célestes que Dieu accorde toujours à ceux qui savent remplir dignement leurs devoirs ici-bas. La société elle-même honorera votre mémoire en reconnaissance du bien que vous aurez fait pendant votre vie, ainsi que des citoyens justes, honnêtes, généreux et dévoués que vous lui aurez donnés.

Puisse-t-il en être ainsi, chers lecteurs ; c'est notre désir le plus vif.

TABLE DES MATIÈRES.

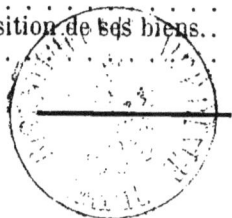

www.ingramcontent.com/pod-product-compliance
Lightning Source LLC
Chambersburg PA
CBHW032304210326
41520CB00047B/1894